时代新健康系列

肝病的自我调养

GANBING DE ZIWO TIAOYANG

胡维勤 ◎ 编著

时代出版传媒股份有限公司
安徽科学技术出版社

图书在版编目(CIP)数据

肝病的自我调养/胡维勤编著. —— 合肥：安徽科学技术出版社，2015.1（2025.6重印）
（时代新健康系列）
ISBN 978-7-5337-6502-6

Ⅰ.①肝… Ⅱ.①胡… Ⅲ.①肝疾病—食物疗法 Ⅳ.①R247.1

中国版本图书馆CIP数据核字（2014）第267754号

肝病的自我调养　　　胡维勤　编著

出版人：王筱文　　　选题策划：丁凌云　吴 玲　　　责任编辑：王 宜
出版发行：安徽科学技术出版社　　http://www.ahstp.net
（合肥市政务文化新区翡翠路1118号出版传媒广场，邮编：230071）
电话：（0551）63533330
印　制：北京一鑫印务有限责任公司　　　电话：（010）61424266
（如发现印装质量问题，影响阅读，请与印刷厂商联系调换）

开本：720×1016　1/24　　印张：6　　字数：150千
版次：2015年1月第1版　　2025年6月第2次印刷

ISBN 978-7-5337-6502-6　　定价：59.00元

版权所有　　侵权必究

前言

世界卫生组织（WHO）对新世纪"健康"的定义是：健康不仅仅是指没有疾病或者不虚弱，而是身体上、心理上、社会适应上的完好状态。其中社会适应性取决于身体和心理的素质状况，而身体健康又是心理健康的物质基础。总而言之，良好的身体状况有利于维持良好的情绪状态，保证心理健康和良好的社会适应性。

然而，随着经济的发展，人们生活水平提高的同时，生活节奏也越来越快，更多的人也出现了亚健康状态，表现为容易便秘、失眠、疲劳、颈肩腰腿痛等，这些大多是由于不良的饮食和生活习惯引起。人一旦长期处于亚健康状态，很容易导致一系列慢性疾病，如肠胃病、肝病、肾病等。另外，由于西方生活方式的引入，高蛋白质、高嘌呤食物的摄入增加，引起肥胖、高血压、高脂血症、糖尿病、痛风等病症的增多，严重影响人们的身心健康。

人们对健康的关注度逐渐升高，其实很多时候，保持良好的生活方式和饮食习惯，就能有效地调理并缓解各种病症。本套"时代新健康系列"丛书，秉承"新健康"的理念，以帮助人们调理亚健康状态、缓解各种疾病症状为目的，为读者提供各类病症的"自我调养"方式，为健康加分。

办公室一族，因长期久坐、伏案工作，工作压力大又缺乏锻炼，容易出现失眠、便秘、疲劳等亚健康症状，颈椎、腰椎也出现多种不适，严重威胁身心健康。《便秘的自我调养》《失眠的自我调养》分别为读者介绍了相应的基础知识、宜吃食物、忌吃食物、调养食谱、穴位疗法等,轻松解除便秘和失眠的痛苦;《职场疲劳的自我调养》《颈肩腰腿痛的自我调养》则从各个角度对职场各类疾病进行了深度剖析,并从食疗和穴位疗法方面全面调理各种亚健康症状,还办公室一族一个健康的身体,保证正常的生活和工作状态。

从调理常见疾病入手,《肠胃病的自我调养》《肾病的自我调养》《肝病的自我调养》《男科病的自我调养》《妇科病的自我调养》则有针对性地为患者提供可行的饮食疗法、穴位疗法、运动疗法等,让患者从多方面收获健康。

"三高"、痛风等病症通常被称为"慢性杀手",而饮食疗法对其的预防和控制有积极作用。《高血压的自我调养》《痛风的自我调养》《糖尿病的自我调养》《高脂血症的自我调养》精心选取对症的调养食材,为患者提供实用的饮食原则和调理食谱,配合运动、穴位调养法,达到控制病情及有效预防并发症的目的。

儿童是祖国的花朵,是未来的希望,但是一些常见病也会困扰着稚嫩的他们,作为家长,拥有一本《儿童常见病的自我调养》是很有必要的,书中提供了针对儿童各种常见病的饮食和生活调养法,为孩子扫去"阴霾",还孩子成长健康成长的天空。

疾病本身并不可怕,可怕的是对疾病的误解和不正确的调养方式。本套丛书所列出的调养方式,并不能代替常规医疗,如果患者病情严重,应积极就医,以免延误病情。愿本套"时代新健康系列"丛书所传达的新健康理念,为读者的身心健康带来帮助。

目录

Part 1 了解肝病的基本常识

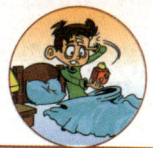
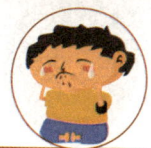

肝脏的秘密 ·················002
肝脏的位置 ·················002
西医理解的肝脏功能 ·················002
中医理解的肝脏功能 ·················004
健康肝脏的标准 ·················005

认识肝病 ·················006
常见的肝病种类 ·················006
肝脏产生病变的原因 ·················007
肝脏发生病变的十大信号 ·················008

防治肝病 ·················012
对肝脏有利的七大营养 ·················012
保护肝脏的六种方式 ·················015
肝病患者的七大禁忌 ·················016

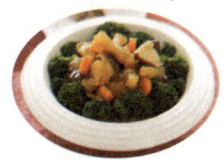
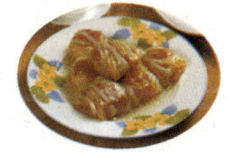
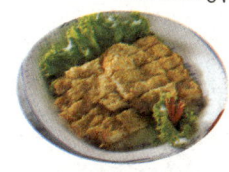

Part 2 吃对食物，防治肝病

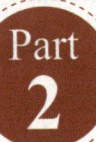
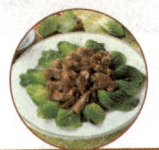
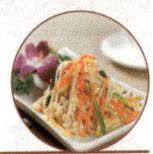

西红柿 ······ 018	黄瓜 ······ 030
西红柿豆腐汤 ······ 019	脆香黄瓜条 ······ 031
荷花荟素 ······ 019	黄瓜鹌鹑蛋 ······ 031
包菜 ······ 020	苦瓜 ······ 032
包菜炒肉片 ······ 021	凉拌苦瓜圈 ······ 033
千层包菜 ······ 021	三鲜酿苦瓜 ······ 033
白菜 ······ 022	胡萝卜 ······ 034
芋儿大白菜 ······ 023	胡萝卜炒蛋 ······ 035
一品大白菜 ······ 023	洋葱胡萝卜奶油羹 ······ 035
油菜 ······ 024	黑木耳 ······ 036
双冬扒油菜 ······ 025	木耳烧鸡 ······ 037
白果扒油菜 ······ 025	葱丝木耳 ······ 037
芹菜 ······ 026	银耳 ······ 038
芹菜开洋 ······ 027	银耳山楂粥 ······ 039
糖枣芹菜汤 ······ 027	山楂银耳豆浆 ······ 039
黄花菜 ······ 028	金针菇 ······ 040
上汤黄花菜 ······ 029	滑炒金针菇 ······ 041
凉拌黄花菜 ······ 029	金针菇煎蛋汤 ······ 041

香菇 ……………………………… 042	脆皮炸乳鸽 ……………………… 057
豌豆炒香菇 ……………………… 043	**鹌鹑** ……………………………… 058
香菇煨蹄筋 ……………………… 043	银杏炒鹌鹑 ……………………… 059
猪肉 ……………………………… 044	腰豆鹌鹑煲 ……………………… 059
卤五花肉 ………………………… 045	**鸡蛋** ……………………………… 060
大白菜包肉 ……………………… 045	西红柿炒鸡蛋 …………………… 061
猪肝 ……………………………… 046	蒸水蛋 …………………………… 061
凤眼肝 …………………………… 047	**海带** ……………………………… 062
风味盐水猪肝 …………………… 047	海带鱼片粥 ……………………… 063
牛肉 ……………………………… 048	海带蛤蜊排骨汤 ………………… 063
枸杞牛肉汤 ……………………… 049	**鲤鱼** ……………………………… 064
香味牛方 ………………………… 049	豉油蒸鲤鱼 ……………………… 065
鸡肉 ……………………………… 050	白菜鲤鱼猪肉汤 ………………… 065
芝麻鸡片 ………………………… 051	**鲫鱼** ……………………………… 066
洋葱麻香鸡 ……………………… 051	葱焖鲫鱼 ………………………… 067
鸭肉 ……………………………… 052	玉米煲鲫鱼汤 …………………… 067
玉米煲老鸭 ……………………… 053	**泥鳅** ……………………………… 068
小炒鲜鸭片 ……………………… 053	烧泥鳅 …………………………… 069
鹅肉 ……………………………… 054	泥鳅芝麻粥 ……………………… 069
芋头烧鹅 ………………………… 055	**蛤蜊** ……………………………… 070
扬州风鹅 ………………………… 055	芦笋蛤蜊 ………………………… 071
鸽肉 ……………………………… 056	蛤蜊煮干丝 ……………………… 071
红豆花生乳鸽汤 ………………… 057	

海蜇 ……… 072	水果金枪鱼派 ……… 087
鸡丝海蜇 ……… 073	绿豆 ……… 088
黄花菜拌海蜇 ……… 073	绿豆三仁小米粥 ……… 089
苹果 ……… 074	绿豆莲子百合粥 ……… 089
吉士苹果圈 ……… 075	黑豆 ……… 090
奇味苹果蟹 ……… 075	桂圆黑豆姜丝粥 ……… 091
西瓜 ……… 076	黑豆山楂米粥 ……… 091
乡间西瓜烙 ……… 077	红枣 ……… 092
西瓜炒鸡蛋 ……… 077	红枣杏仁粥 ……… 093
香蕉 ……… 078	花生红枣大米粥 ……… 093
香蕉船 ……… 079	玉米 ……… 094
脆皮香蕉 ……… 079	香蕉玉米粥 ……… 095
梨 ……… 080	玉米炒虾仁 ……… 095
菊花桔梗雪梨汤 ……… 081	红薯 ……… 096
西洋梨蛋黄布丁 ……… 081	清炒红薯丝 ……… 097
草莓 ……… 082	红薯玉米粥 ……… 097
草莓塔 ……… 083	核桃 ……… 098
优格土豆铜锣烧 ……… 083	核桃仁拌韭菜 ……… 099
葡萄 ……… 084	花生核桃芝麻粥 ……… 099
葡萄菠菜汁 ……… 085	核桃冰糖炖梨 ……… 100
葡萄鲜奶蜜汁 ……… 085	核桃仁粥 ……… 100
猕猴桃 ……… 086	
猕猴桃汁 ……… 087	

Part 3 喝对茶饮，防治肝病

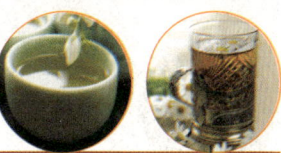

葛根茶 …………………………… 102	郁金川芎茶 ……………………… 113
红枣五味子绿茶 ………………… 103	生地糖茶 ………………………… 114
养肝利胆茶 ……………………… 103	苦丁桑叶茶 ……………………… 115
菊楂决明茶 ……………………… 104	何首乌绿茶 ……………………… 115
三七绿茶 ………………………… 105	平肝降压茶 ……………………… 116
菊花乌梅陈皮茶 ………………… 105	洛神花茶 ………………………… 117
清肝定喘茶 ……………………… 106	麦芽山楂茶 ……………………… 117
菊杞红茶 ………………………… 107	三花行气茶 ……………………… 118
天麻决明茶 ……………………… 107	黑芝麻枸杞茶 …………………… 119
枸杞白芍茶 ……………………… 108	麦冬枸杞茶 ……………………… 119
天麻茶 …………………………… 109	决明夏枯草茶 …………………… 120
菊花蜜饮 ………………………… 109	
疏肝解郁茶 ……………………… 110	
女贞子枣茶 ……………………… 111	
养肝明目茶 ……………………… 111	
菊槐绿茶 ………………………… 112	
玫瑰普洱茶 ……………………… 113	

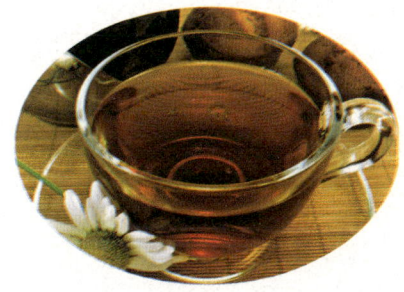

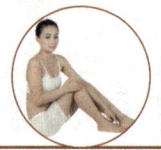
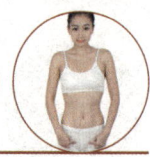

Part 4 特效穴位疏肝利胆

急脉穴按摩法 ······ 122

期门穴按摩法 ······ 123

太冲穴按摩法 ······ 124

中封穴按摩法 ······ 125

脑户穴艾灸法 ······ 126

行间穴艾灸法 ······ 127

肝俞穴艾灸法 ······ 128

侠溪穴艾灸法 ······ 129

日月穴拔罐法 ······ 130

阳陵泉穴拔罐法 ······ 130

筋缩穴拔罐法 ······ 131

阳交穴拔罐法 ······ 131

蠡沟穴刮痧法 ······ 132

中都穴刮痧法 ······ 133

悬钟穴刮痧法 ······ 134

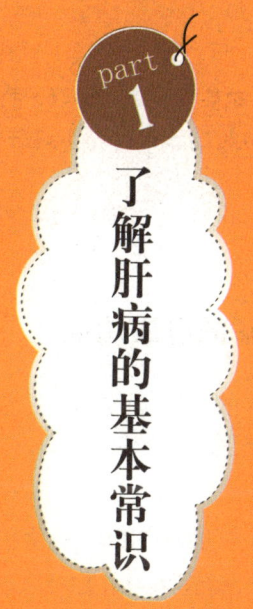

part 1 了解肝病的基本常识

大多数在人体内产生的毒素或体外来的毒素、有毒物质等都是在肝脏经过肝细胞解毒处理,使其毒性减弱或消失后排出体外,使毒素不会产生对人体不利的影响。肝脏,如此重要的解毒脏腑,你对它了解多少呢?

所谓"知己知彼,百战不殆",本章将详细介绍肝脏的基本知识,包括正常肝脏的位置、功能及检查标准,同时对肝病以及肝病的防治原则做出讲解,使患者全面掌握肝脏以及肝脏病变的知识,从而在肝病攻防战中抢占战略制高点。

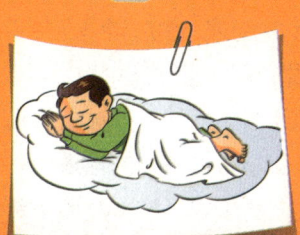
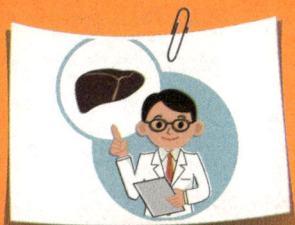
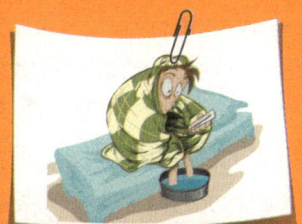

肝脏的秘密

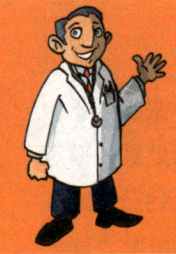

本节主要介绍正常肝脏的位置、生理功能及健康肝脏的标准,分别从中西医两种不同角度对肝脏的功能进行阐述。了解肝脏的这些基础知识,对健康非常有益。

肝脏的位置

肝脏不但是人体中最大的消化器官,还是人体一个重要的解毒器官,如此重要的脏腑,你清楚它的具体位置吗?你能区分肝疼和胃疼吗?

肝脏位于右上腹,隐藏在右侧膈下和肋骨深面,大部分肝为肋弓所覆盖,仅在腹上区、右肋弓间有部分露出并直接接触腹前壁,肝上面则与膈及腹前壁相接。

肝脏的位置并不是固定不变的,肝脏上缘与膈相邻,所以常随呼吸被膈推动而下移。肝脏的位置表现为吸气时稍下降,呼气时则稍上升,通常平静呼吸时升降可达2~3厘米。

西医理解的肝脏功能

肝脏是人体的一个巨大的"化工厂",具备六大功能。

●代谢功能

糖代谢:饮食中的淀粉和碳水化合物消化后变成葡萄糖,经肠道吸收后,由肝脏将其合成肝糖原贮存起来,当机体需要时,肝细胞又能把肝糖原分解为葡萄糖供机体利用。

蛋白质代谢:肝脏是人体白蛋白唯一的合成器官;γ球蛋以外的球蛋白、酶蛋白、血浆蛋白的生成、维持及调节都需要肝脏参与;氨基酸代谢如脱氨基反应、尿素合成及氨的处理等均在肝脏内进行。

脂肪代谢:来自胆囊的胆盐在脂肪消

化中起重要作用，它能净化脂肪，而胆汁由肝脏排出，可见肝脏在脂肪的消化中起的重要作用。

维生素代谢： 肝脏明显受损时会出现维生素代谢异常，因为许多维生素的合成与储存均与肝脏密切相关。

激素代谢： 肝脏参与激素的灭活，当肝功能长期损害时可出现性激素失调。

●胆汁生成和排泄

胆囊，就像肝脏的临时库房，胆红素的摄取、结合和排泄，胆汁酸的生成和排泄都由肝脏承担。肝细胞制造、分泌的胆汁，经胆管输送到胆囊，胆囊浓缩后排放入小肠，帮助脂肪的消化和吸收。

●解毒作用

肝脏像一位尽职尽责的"医生"，人体代谢过程中所产生的一些有害废物及外来的毒物、毒素、药物的代谢和分解，均在肝脏进行。

●免疫功能

肝脏是最大的网状内皮细胞吞噬系统，它能吞噬、隔离和消除入侵以及内生的各种抗原。

●凝血功能

几乎所有的凝血因子都由肝脏制造，肝脏在人体凝血和抗凝两个系统的动态平衡中起着重要的调节作用。肝功能破坏的严重程度常与凝血障碍的程度相平行，临床上常见肝硬化患者因肝功能衰竭而致出血甚至死亡的情况。

●其他

肝脏参与人体血容量的调节，热量的产生和水、电解质的调节。如肝脏损害时

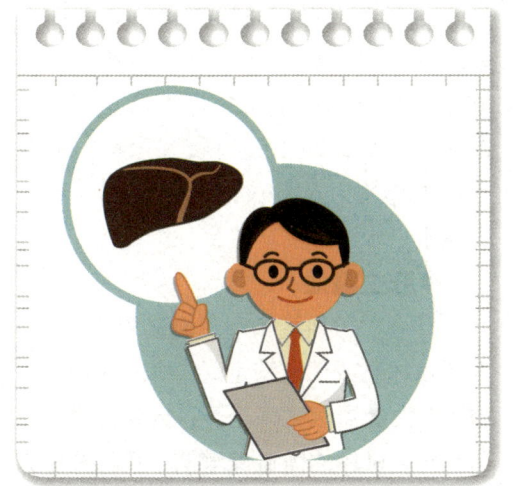

对钠、钾、铁、磷等电解质调节失衡，常见的是水钠在体内潴留，引起水肿、腹水等。

中医理解的肝脏功能

●肝主疏泄

肝主疏泄，这个功能类似交警疏导交通，主要防止人体出现堵塞情况，包括情志方面。古人以木气的冲和条达之象来类比肝的疏泄功能，故在五行中将其归属于木。肝主疏泄的功能主要表现在调节精神情志，促进消化吸收以及维持气血、津液的运行三方面。

调节精神情志 中医认为，人的精神活动除由心所主外，还与肝的疏泄功能有关。肝的这一功能正常，人体就能较好地协调自身的精神、情志活动，表现出精神愉快、心情舒畅、理智灵敏；若疏泄不及，则会表现出精神抑郁、多愁善虑、沉闷欲哭、嗳气太息、胸胁胀闷等；若疏泄太过，则表现为兴奋状态，如烦躁易怒、头晕胀痛、失眠多梦等。

促进消化吸收 肝的疏泄功能有助于脾胃的升降和胆汁的分泌，以保持正常的消化、吸收功能。如肝失疏泄，可影响脾胃的升降和胆汁的排泄，从而导致消化功能异常，出现如食欲不振、消化不良、嗳气泛酸、腹胀、腹泻等症，中医称为"肝胃不和"或"肝脾不调"。

维持气血、津液的运行 肝的疏泄功能直接影响气机的调畅。如肝失疏泄，气机阻滞，则可出现胸胁、乳房或少腹胀痛。气是血液运行的动力，气行则血行，气滞则血瘀。若肝失疏泄，气滞血瘀，则可见胸胁刺痛，甚至出现症积、肿块，女子还可出现经行不畅、痛经和经闭等。肝的疏泄还有疏利三焦、通调水道的作用。故肝失疏泄，有时还可出现腹水、水肿等。

●肝主藏血

肝有贮藏血液和调节血量的功能。当人体在休息或情绪稳定时，机体的需血量减少，大量血液贮藏于肝；当劳动或情绪激动时，机体的需血量增加，肝就排出其所储藏的血液，以供机体活动的需要。如肝藏血的功能异常，则会引起血虚或出血的病变。若肝血不足，不能濡养于目，则两目干涩昏花，或为夜盲；若失于对筋脉的濡养，则会筋脉拘急、肢体麻木、屈伸不利。

● **肝开窍于目**

虽说眼睛是"心灵"的窗户，但是依照中医的观点，眼睛最能反映的却是肝脏的情况。

肝和则目能辨五色，即肝功能正常则目光有神，视物清楚。如肝血不足，可出现视物模糊、夜盲；肝阴亏损，则两目干涩、视力减退；肝火上炎，则目赤肿痛。

● **在体合筋，其华在爪**

肝主筋。筋的活动有赖于肝血的滋养。肝血不足，筋失濡养可导致一系列症状，如前所述。若热邪炽盛，灼伤肝的阴血，可出现四肢抽搐、牙关紧闭、角弓反张等症，中医称之为"肝风内动"。

肝血充足，则指甲红润坚韧，透红有光泽；肝血不足，则爪甲枯槁、软薄，或凹陷变形。

健康肝脏的标准

血清胆红素定量：总胆红素 <17.1μmol/L，直接胆红素<5.0μmol/L。

血清丙氨酸氨基转移酶(ALT．GPT)活力测定：肝脏中此酶比血中浓度高1万倍。血清中正常值5~40u/L。

血清蛋白质总量、白蛋白、球蛋白及白球比值测定：正常值总蛋白60~80g/L，白蛋白35~55g/L，球蛋白20~30g/L，白球比值为1.5~2.5∶1。

各型肝炎病毒复制指标血清学检测：均阴性则为正常。

B型超声波检查：肝脏大小肝右叶斜径<130mm；形态包膜光整、无特殊形变；实质光点细小晴淡，分布均匀；管道门静脉、肝动脉、胆管等走向正常，血管清晰；门静脉内径<12~13mm(>15mm有临床意义)。

其他：尚可作断层造影(CT)、磁共振扫描(MRI)检查，肝穿组织学检查等。

认识肝病

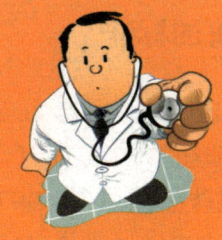

甲肝、乙肝、脂肪肝、酒精肝、肝腹水等,肝病家族看起来是如此庞大,怎么给它们划清界限呢?本节将带你去了解常见的肝病种类、肝脏产生病变的原因及肝脏发生病变的十大信号。

常见的肝病种类

肝病是指发生在肝脏的病变,是一种常见的危害性极大的疾病,应以积极预防和治疗为主。

肝病按其病因不同,有如下分类:

①**各种病原体感染**。包括病毒、细菌、寄生虫等感染。如最常见的有病毒性肝炎,还有细菌感染引起的肝脓肿、肝结核,寄生虫感染引起的肝吸虫病、阿米巴肝脓肿等。

②**肝脏占位性疾病**。所谓占位,简单地讲就是指不正常的组织或非肝脏组织在正常肝脏组织内占据了一定的位置,并可能在其中生长、扩大,大多数可引起肝脏或全身损害,比如各种良恶性肿瘤、肝囊肿、肝脓肿、肝包虫病、肝血管瘤、肝内胆管结石等。

③**代谢障碍引起的肝脏疾病**。最常见的也是大家最熟悉的是脂肪肝。

④**酒精性肝病**。顾名思义,这是由于过度饮酒引起的以肝细胞损害为主的肝病,严重时可发展为脂肪肝、肝硬化。

⑤**中毒性肝炎**。是指由药物以及其他原因引起的肝脏病变。

⑥**自身免疫性肝病**。比如红斑狼疮引起的肝炎。

⑦ **先天性或遗传性肝病**。比如,体质性肝功能不良性黄疸就是一种先天性肝病。其他的还有多发性肝囊肿、海绵状肝

血管瘤等。

⑧**肝硬化**。通常是多种肝脏病的晚期表现。比如肝炎后肝硬化、血吸虫病后肝硬化、酒精性肝硬化、淤血性肝硬化（多见于慢性心功能衰竭）、原发性胆汁性肝硬化等。

肝脏产生病变的原因

●环境污染

环境污染危害的不仅仅是我们的肺，还对我们的肝造成各种危害，各种废气、废渣一旦进入人体，只能有两种处理方法，一种是靠人体做出巨大消耗，将其排除体外，一种就是在体内"定居"，成为危害健康的隐形杀手。

●过量饮酒

酒的主要成分是酒精，90%的酒精会在肝脏内进行代谢，所以酒精对肝脏的伤害是最直接和最大的，它能使肝细胞坏死，一次大量饮酒，会杀伤大量肝细胞。

假如长期大量饮酒或酗酒，轻则导致酒精性脂肪肝、酒精性肝炎，严重的话会导致酒精性肝硬化。

●七情郁结

肝气郁结，或多或少都会反映出一系列躯体疾病，如高脂血症、脂肪肝、高血压等病。

一般人往往经不起多次大怒激愤的情绪冲击，因为这种情绪冲击易导致肝气横逆、肝阳暴涨，使得肝脏受损。

肝气郁结，还会引起抑郁、头痛、失眠、烦躁易怒、胸胁胀痛、腹部胀满、内分泌紊乱、经期异常、乳腺癌等症状。

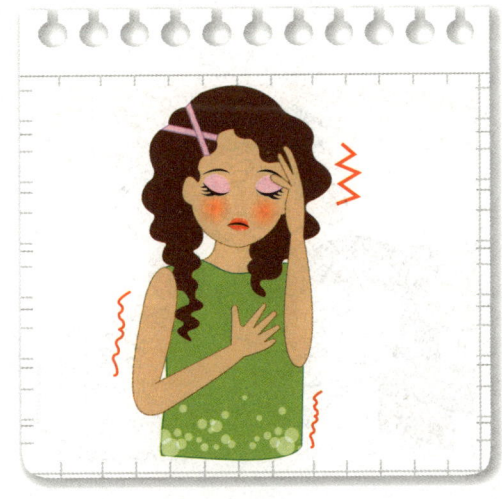

●滥用药物

某些药物会干扰细胞代谢的某些环节,如抑制酶的活性或阻碍某一分泌过程,造成肝功能的降低。

例如,有酶诱导剂作用的药物可加速药物本身及其他药物的代谢,产生更多毒性产物而损害肝细胞;有酶抑制剂作用的药物可进一步增加其他药物的浓度,增加其毒性或使药物在肝内蓄积而造成肝损害。

●生活不健康

工作族疲于应酬,在饭桌上觥筹交错,烟酒无度,这无形中也增加了肝脏分解毒素的压力,使肝出现病变,导致酒精肝、脂肪肝、肝硬化等。

工作繁忙、时常熬夜、睡眠不足、疲劳过度都会引发肝脏血流相对不足,影响肝脏细胞的营养滋润,使免疫力下降,造成肝细胞难以修复并加剧恶化。

●病毒

病毒是肝脏健康的首要敌人,其中又以乙型病毒性肝炎病毒的感染最为常见和凶险。乙型病毒性肝炎病毒进入肝脏后,会在肝细胞中持续复制,不断地破坏肝细胞的结构,从而导致疾病。

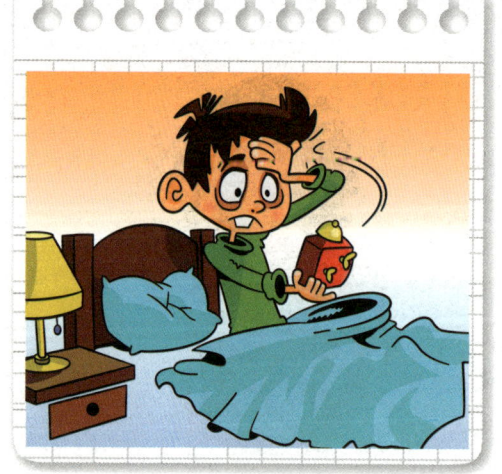

肝脏发生病变的十大信号

任何一种疾病,在发病前夕总会出现某些信号。如果了解这些信号,就可掌握疾病发生的规律、特征,做到及早发现,及早治疗,从而提高治愈率。肝病亦是如此,那么,肝脏发生病变时,会发出哪些信号呢?

●全身乏力、发热

伴有食欲减退、厌油、恶心、呕吐、上腹不适、腹胀等症。食欲减退、恶心厌油,这是大多数肝炎患者都有的症状,尤其是在黄疸型肝炎患者身上表现得更明显。

肝脏是人体内最大的"化工厂",它参与着人体内的一切代谢过程,其中分泌胆汁是其重要的功能之一,而胆汁中的胆盐对脂肪的消化吸收起着重要的作用。

人体在患有肝病以后,肝炎病毒会诱使肝细胞遭到大量破坏,使肝脏分泌胆汁的功能减低,从而影响脂肪的消化,所以会出现厌油症状。

患肝病时还会出现胃肠道充血、水肿、蠕动减弱、胃肠功能紊乱等症状,影响患者对食物的消化与吸收,所以会导致患者食欲减退、恶心、厌油腻等症状。

●尿色加深呈浓茶样

正常情况下,人体的红细胞寿命是120天,被破坏的红细胞会释放出血红蛋白,经过一系列的分解代谢,变成黄色物质,即胆红素。

由于肝炎病毒使肝细胞遭到破坏,会影响胆红素的代谢,使进入血液的胆红素增多,经尿液排出体外的胆红素增加,故尿色加深。

●发热、持续性微热或并发恶寒

急性黄疸型肝炎患者早期常有发热症状,体温多在37.5～38.5℃,高热者少见,一般可持续3～5天,而无黄疸型肝炎患者发热远远低于黄疸型肝炎患者。

发热、持续性微热的原因,可能是由肝细胞坏死、肝功能障碍、解毒排泄功能降低、机体抵抗力下降或病毒血症引起。

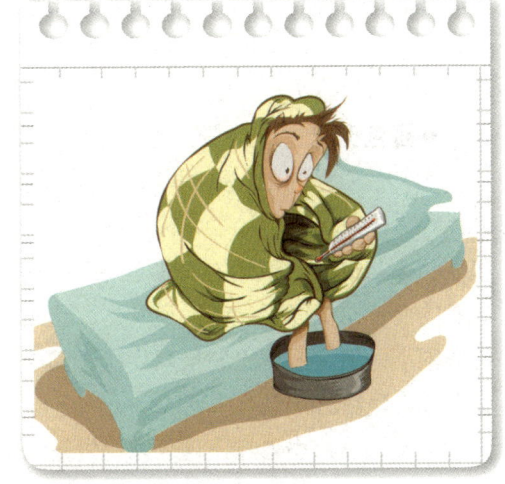

● **疲乏无力,懒得动**

轻者不爱活动,重者卧床不起,连洗脸、吃饭都懒得动。尽管经充分休息,疲劳感仍不能消除,严重者会感觉好像四肢与身体分离了似的。

出现这些症状的主要原因是肝病患者食欲不振,出现消化吸收障碍而导致人体能量不足,其次是由于病毒导致肝细胞遭到破坏,从而使其肝脏制造和储存的糖原减少。

同时,缺乏维生素、电解质紊乱及肝细胞遭到破坏也会引起血中胆碱酯酶减少,影响神经、肌肉的正常功能,从而出现全身乏力的症状。

● **面色无光**

面部、眼眶周围皮肤晦暗、发黄、无光泽,夹杂有"钞票纹",即毛细血管扩张症状。与被太阳晒黑的皮肤不同,肝病患者的面部暗淡而无光泽。另外,严重的黑眼圈都是慢性肝病患者早期症状,其中大多数为慢性乙肝。

通常,肝病患者在出现畏寒、发热、

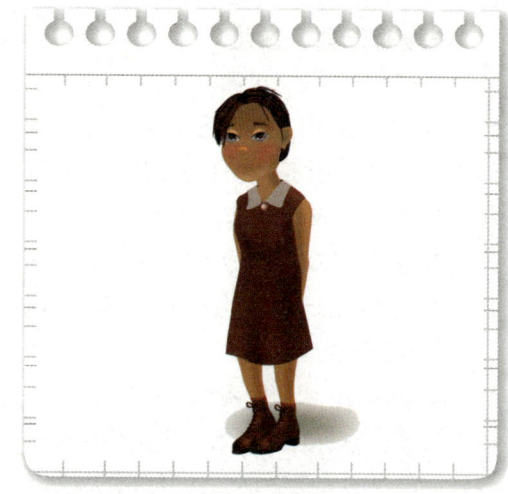

恶心、呕吐、肝痛、极度乏力等症状后,若忽然出现眼睛和皮肤发黄,则表明患了急性黄疸型肝炎;慢性肝炎患者若出现黄疸,表明病情加重。

● **出现蜘蛛痣**

由于雌性激素增高而出现蜘蛛痣。一般认为,蜘蛛痣的出现与体内雌性激素增多、雄性激素生成减少有关。

经检测,患了慢性肝脏疾病而临床上有明显蜘蛛痣病者的血液中和一些健康孕妇的血液中,雌性激素都比正常人高几十倍甚至几百倍。

皮肤出现蜘蛛痣，从临床上看常见于急性肝炎、慢性肝炎、重症肝炎、肝硬化、肝癌、急性肝坏死、脂肪肝等疾病患者，有少数风湿热、硬皮病患者也可出现蜘蛛痣。

● **肝区疼痛**

肝病患者常常会肝区痛，涉及右上腹或右背部，疼痛程度不一，有的肝病患者有胀痛、钝痛或针刺样痛，运动时加剧，且时间不一。

而肝区不适及疼痛常与肝脏肿大压迫肝包膜有关，随着病情的变化，肝区疼痛的情况可加重或减轻，其疼痛的程度和性质也会发生相应的变化。

● **眼珠发黄、眼球发涩**

白眼球和皮肤变黄的现象叫黄疸，黄疸是肝病中最易被发现的病症表现。

形成黄疸时，皮肤和黏膜会呈现黄色，最明显的是眼白变黄，有时在灯光下不明显，而在户外阳光下易于辨认。

● **皮肤瘙痒**

肝病症状表现在皮肤上，患者会表现出瘙痒难忍的现象，皮肤会变得敏感，而且瘙痒皮肤区域会随着时间推移而加重。

皮肤变得十分敏感，触摸都感到难受，或者发生瘙痒后皮肤更容易红肿发炎，这些症状都需要引起重视，因为都可能是肝病的信号。

● **鼻孔、牙龈出血**

当出现鼻孔、牙龈出血等时，很可能是因为肝细胞受损后，肝脏产生凝血因子的功能会下降，继而导致凝血机制发生障碍。

一般牙龈出血的肝炎患者可以服用维生素C、维生素K以及其他止血药来缓解病情。

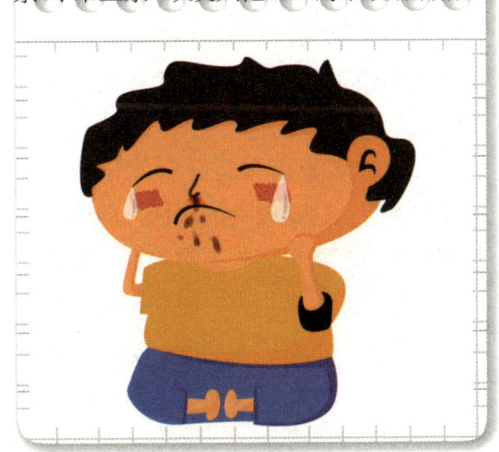

防治肝病

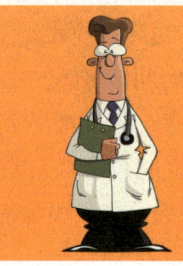

肝脏为人体健康做出了非常大的贡献，因此，我们要寻找正确的方法好好对待它。本节主要介绍对肝脏有利的七大营养、护肝的六种方式及肝病患者的七大禁忌。

对肝脏有利的七大营养

●肝脏健康离不开脂肪

现在得脂肪肝的人越来越多，不少人都以为脂肪是肝脏的大敌。实际上，不管有没有脂肪肝，脂肪都是肝脏必不可缺的营养，少了它，肝脏就无法正常工作。

有些患者查出脂肪肝后就开始只吃蔬菜和水果，这是很大的误区。即使得了脂肪肝，也不用彻底与肉类告别。要养肝护肝，每天吃的食物中，脂肪比例最好占20%。但是，肝脏需要脂肪，也不代表需要过多的脂肪，所以瘦肉、低脂牛奶、虾等低脂食物是首选。

●蛋白质是肝脏的维修工

鸡蛋、豆腐、牛奶、鱼肉、鸡肉、芝麻、松子等高蛋白、低热量的食物，是肝脏的最爱，这些食物中丰富的蛋白质就像

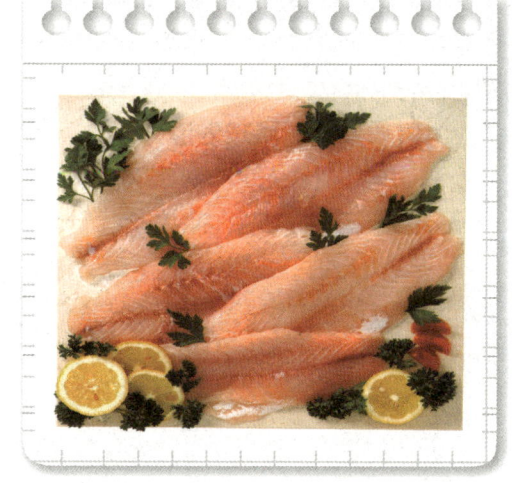

肝脏的"维修工",能起到修复肝细胞、促进肝细胞再生的作用。正常人每天摄取的优质蛋白应该多于90克,对于肝功能有所损害及减弱的人来说,适当多吃高蛋白的食物更有利于肝脏恢复健康,防止它进一步受到伤害。急性肝炎患者每天摄入的蛋白质不能少于80克;肝硬化患者则不能少于100克。

●碳水化合物是护肝的重要物质

大部分人都不知道,碳水化合物是保护肝脏的重要物质。每克葡萄糖能提供人体所需能量的70%左右,如果一个人长时间处于缺乏能量的状态,就会影响肝脏功能。碳水化合物还能合成一种叫肝糖原的物质,储存在肝脏中,可以防止摄入体内的毒素对肝细胞的损害。

除糖尿病患者外,普通人每天每千克体重应摄取1克糖,如60千克重的成年人每天可摄取的糖不应超过60克。

一般来说,碳水化合物的主要来源有米饭、面食、白糖、蜂蜜、果汁、水果等。一大勺果酱约含糖15克;1罐可乐约含糖37克;3小块巧克力约含糖9克;1只蛋卷冰激凌约含糖10克。

●维生素A能保护肝脏

肝脏是人体储存维生素的"仓库"。当肝脏受损时,"仓库"储存维生素的能力也会下降。

研究表明,维生素A能保护肝脏,阻止和抑制肝脏中癌细胞的增生,还能使正常组织恢复功能,帮助化疗患者降低癌症的复发率。

人体每天需要摄入的维生素A男性为800微克,女性为750微克,但千万不要超过3000微克,以免损害肝脏。如每天食用1根胡萝卜、65克鸡肝、200克金枪鱼罐头或1杯牛奶就可以满足。番茄、胡萝卜、菠菜、动物肝脏、鱼肝油及乳制品中就含有大量维生素A。

●B族维生素能修复肝功能

B族维生素就像体内的"油库",它能加速物质代谢,使其转化成能量,不仅能给肝脏"加油",还能修复肝功能、防止肝脂肪变性,进而起到预防脂肪肝的作用。爱喝酒的人尤其要多补充，能增强肝脏对酒精的耐受性，从而起到护肝作用。由于B族维生素能溶解在水里，在体内滞留的时间只有几个小时，因此必须每天补充。已经患有肝病的人，每天的摄入量应该为10~30毫克，不能超过30毫克。猪肉、黄豆、大米、香菇等食物中含有丰富的B族维生素，但若想全部摄取比较困难，可以适当辅以一些补充剂。

●维生素E是护肝新武器

专家表示，维生素E能起到阻止肝组织老化的作用。

麦芽、大豆、植物油、坚果、绿叶蔬菜中，都富含维生素E。健康人每天摄入12毫克维生素E即可，相当于2匙葵花油。如果患有肝病，每天则至少需要补充100毫克，才能满足肝脏需要。

●养肝需要绿色食物

研究发现，绿色、白色、浅蓝色有利于减轻肝病患者的心理紧张和对疾病的恐惧感。像户外绿色的树荫草坪、风平浪静的湖水等，都能促进肝病患者康复。在办公桌上摆放一盆绿色植物，装修时选择淡雅的墙面颜色，甚至多穿淡绿色的衣服，都有助于养肝。

青色归肝经。绿色食物能有益肝气循环、代谢，还能消除疲劳、舒缓肝郁，多吃些深色或绿色的食物能起到养肝护肝的作用，比如西蓝花、菠菜、青苹果等。

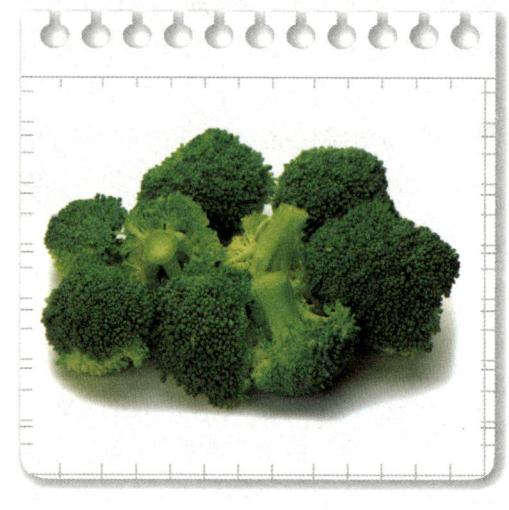

保护肝脏的六种方式

●饮食保肝

与其等到肝脏出现问题时去痛苦地吃药,不如提前做出预防。吃营养,吃均衡,肥肉厚腻不过量,这样才能给身体最强的抵抗力,而对肝脏的健康来说,抵抗力是非常重要的。

●睡眠保肝

一天之中人的睡眠有两个时辰最重要,一是午时(上午11时到中午1时),二是子时(晚上11时到凌晨1时),这4个小时是骨髓造血的时间,流经肝脏的血液最多,有利于肝功能修复。把握好这两个时间段,尤其是保证夜间睡眠充分,可为肝功能的修复作好铺垫。

●运动保肝

肝脏要顺畅,适当的运动很有必要,这样不仅会使心情变得舒畅,身体功能也会更旺盛。

每天运动一次,每次持续20~30分钟,以运动后疲劳感于10~20分钟内消失为宜。

●情绪保肝

情绪护肝的核心是要学会制怒,即使生气也不要超过3分钟,尽力做到心平气和、乐观开朗,从而使肝火熄灭,肝气正常生发、顺畅而长保健康。

●休息保肝

勿做工作狂,不可过劳,要适度休息,特别是肝脏已患病者。

●忌酒保肝

酒精是肝脏的"天敌",要想保护肝脏,就要少喝酒或者不喝酒。

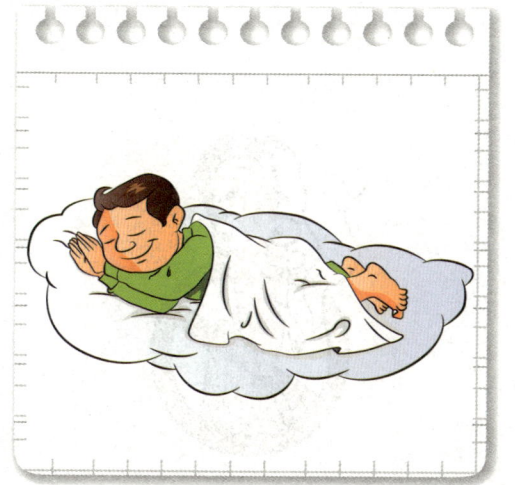

肝病患者的七大禁忌

●忌饮酒

酒是肝病患者最大的禁区，酒在体内主要依靠肝脏代谢，喝酒会加重肝脏的负担，所以肝病患者最好做到滴酒不沾。

●忌辛燥

肝脏要想运行顺畅，应尽量远离辛辣、烦躁食物。

●忌盐

肝腹水的患者应尽量少食盐，因为食盐有碍腹水的消退。

●忌乱用补药

即使得病，也不应滥用药物，若滋补不当，打破平衡，会导致病情反复。因此，应慎用补药。

●忌生活无规律

"十分病，七分养"，可见充足的睡眠、合理的营养、规律的生活对肝病患者的康复帮助有多大。相反，生活无规律，经常熬夜会造成很多的后遗症，人体的免疫力也会跟着下降，还会影响病情，对肝病患者来说非常不利。

●忌滥用化学药物

化学药物对肝胃多有损害，因此，肝病患者要在医生指导下合理用药。

●忌吸烟

肝病患者要时刻记住，凡对身体有害的物质，就不要让它轻易进入体内。吸烟有害健康，烟所含的毒害物质进入肝脏后，只会让病情更加严重，肝病患者最好远离。

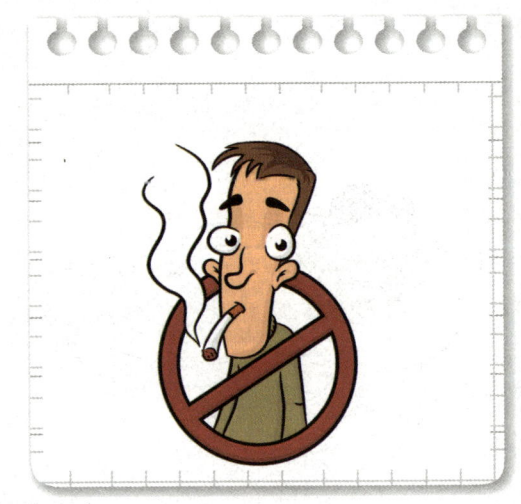

part 2 吃对食物，防治肝病

　　肝脏是人体重要的代谢器官，为了保证正常的身体功能，肝病患者一方面需要节制某些食物的摄入，以减轻肝脏代谢负荷，另一方面也要吃得丰富营养，以促进受损的肝脏组织及细胞快速修复。

　　本章从日常饮食出发，详细介绍能帮助肝病患者缓解症状的食物，并结合中西医相关知识，对每种食物的性味归经、主打营养素、养肝原理加以解说。肝病患者可以根据病情，选择适当的营养搭配，从而辅助肝功能恢复。

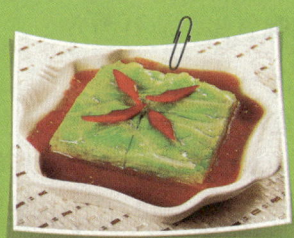
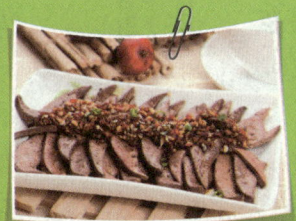
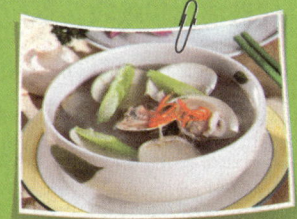

西红柿

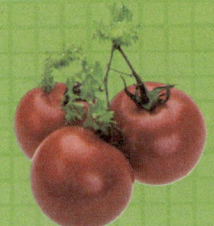

- 别名：番茄、番李子、洋柿子、毛腊果
- 性味：性凉，味甘、酸
- 归经：归肺、肝、胃经

主打营养素

有机碱、番茄碱、维生素A、B族维生素、维生素C及钙、镁、钾、钠、磷、铁

养肝原理

西红柿含有维生素C、胡萝卜素、番茄红素以及多种无机盐，可促进消化液分泌，具有独特的抗氧化性，还能促进消化和吸收，对肝脏疾病有辅助调节作用。

应用指南

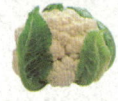 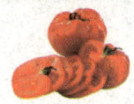 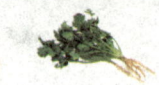 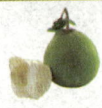 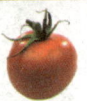 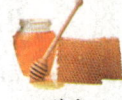

花菜　　西红柿　　香菜　　　沙田柚　西红柿　　蜂蜜

促进消化和吸收，保护肝脏

材料：花菜250克，西红柿200克，香菜10克
调料：鸡精、盐、食用油各适量
做法：将花菜切小朵，用清水洗净后焯水，沥干；香菜洗净切小段；西红柿洗净，切小丁；锅中加油烧至六成热，将花菜和西红柿丁放入锅中，待熟再调入盐、鸡精翻炒均匀，盛盘，撒上香菜段即可。

抗细胞氧化，清肝泻火

材料：沙田柚1/2个，西红柿1个
调料：蜂蜜适量
做法：将沙田柚洗净，切开，放入榨汁机中榨汁；将西红柿洗净，切块，与沙田柚汁、凉开水放入榨汁机内榨汁，饮前加适量蜂蜜于汁中即可。

西红柿豆腐汤

材料： 西红柿250克，豆腐2块，葱花25克
调料： 盐15克，胡椒粉1克，淀粉15克，味精1克，芝麻油5毫升，熟菜油150毫升

做法

① 将豆腐切小粒；西红柿切粒；豆腐入碗，加西红柿、胡椒粉、盐、味精、生粉、葱花拌匀。② 锅中入菜油烧至六成热，倒入豆腐、西红柿，翻炒至香。③ 煮5分钟，撒上剩余葱花，调入盐，淋上芝麻油即可。

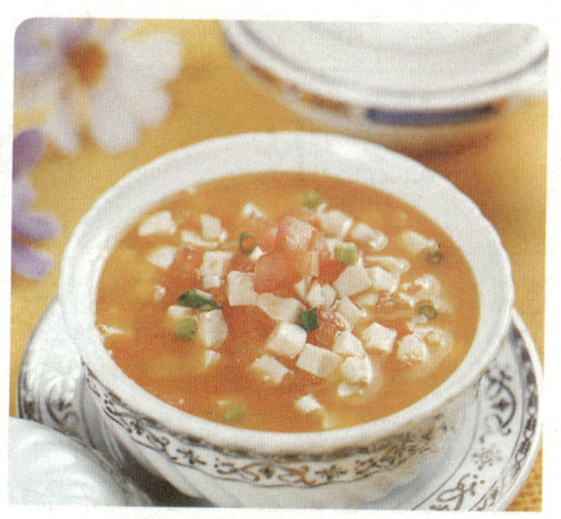

荷花荟素

材料： 西红柿3个，洋葱1个，竹荪10条，玉米笋10条，韭菜花10条，松仁10克
调料： 味精3克，盐2克，糖3克，鸡精2克，食用油25毫升，生粉5克

做法

① 将西红柿、洋葱洗净，切块，焯熟；玉米笋、韭菜花、竹荪洗净炒熟，摆盘。② 松仁炸香后放竹荪上。③ 所有调料炒热，勾成芡汁淋入即可。

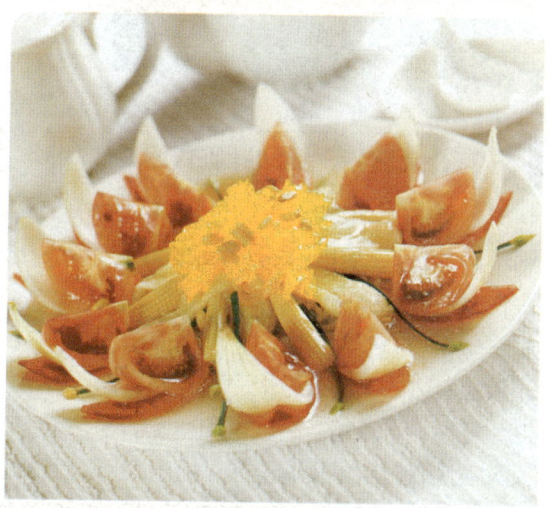

包菜

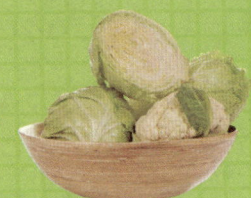

- **别名**：圆白菜、卷心菜、结球甘蓝、莲花白
- **性味**：性平，味甘
- **归经**：归脾、胃经

主打营养素

蛋白质、脂肪、膳食纤维、胡萝卜素、维生素A、维生素C、维生素E、钙、磷、钠

养肝原理

包菜中含有的叶酸在体内制造核糖核酸、脱氧核糖核酸上有重要作用，是人体利用糖分和氨基酸时的必要物质，因此叶酸能保护肝脏，并能防止脂肪肝的发生。

应用指南

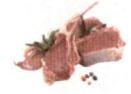 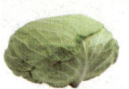 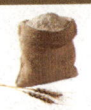 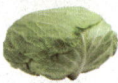 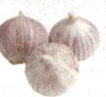 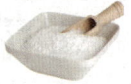

羊肉　　包菜　　面粉　　　　包菜　　蒜　　盐

补充营养，辅助肝脏代谢

材料：净羊肉、包菜各500克，面粉20克

调料：盐5克，胡椒粉3克，香叶2片，八角少许，柠檬汁3毫升

做法：将羊肉放入锅底，上面放一层包菜，再放上其余的羊肉，撒上面粉，调入盐、香叶、柠檬汁、八角、胡椒粉和适量清水，用大火煮沸，转用小火焖至熟，盛出即可。

保护肝脏，预防脂肪肝

材料：包菜300克，蒜15克

调料：盐5克，食用油适量

做法：将包菜洗净，切成4厘米见方的块；蒜去皮，洗净，拍碎；锅中注油烧热，放入蒜爆香，加入包菜一同炒至软；再加入少许清水，调入盐翻炒至熟即可。

包菜炒肉片

材料：五花肉150克，新鲜包菜200克，蒜末适量

调料：食用油、盐、白糖、酱油、淀粉各适量

做法

① 将五花肉洗净，切片，用盐、白糖、酱油、淀粉腌5分钟。② 锅置火上，蒜末爆香，入择净的包菜炒软，加盐炒匀，盛起。③ 另起油锅，入肉片翻炒，再入包菜炒匀即可。

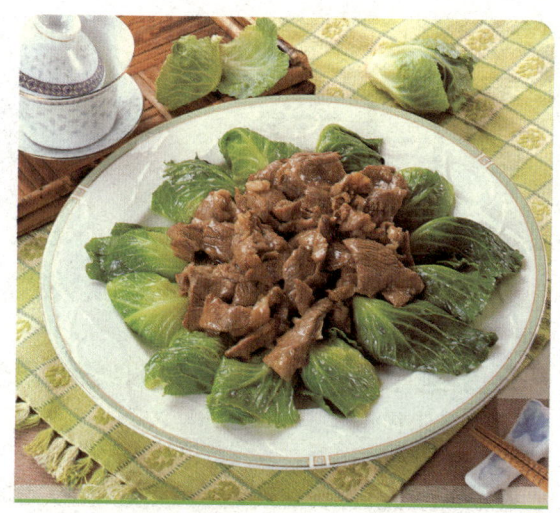

千层包菜

材料：包菜500克，甜椒30克，芝麻适量

调料：盐、味精各2克，酱油、芝麻油各适量

做法

① 将包菜、甜椒洗净，切块，放入开水中稍烫，捞出，沥干备用。② 用盐、味精、酱油、芝麻油调成味汁，将每一片包菜泡在味汁中片刻后取出。③ 将包菜一层一层叠好放盘中，甜椒放在包菜上，最后撒上芝麻即可。

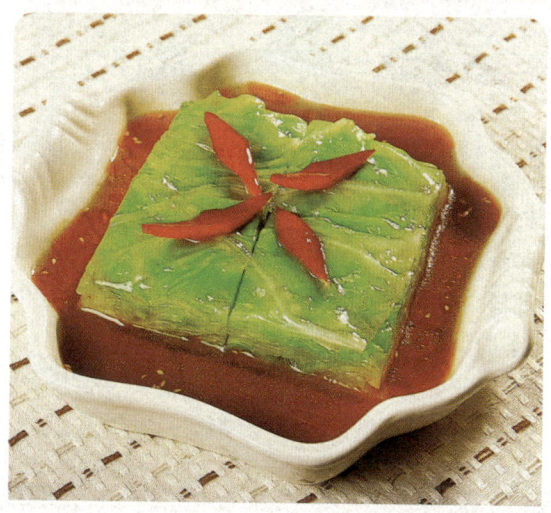

白菜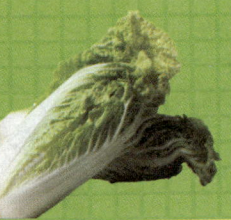

- **别名**：大白菜、黄芽菜、黄矮菜、菘
- **性味**：性平，味苦、辛、甘
- **归经**：归肠、胃经

主打营养素
蛋白质、脂肪、多种维生素、粗纤维、钙、磷、铁、锌

养肝原理
白菜含有丰富的粗纤维和多种维生素，能起到润肠、泻火、促进排毒的作用，还能刺激肠胃蠕动，促进大便排泄，帮助消化，对肝脏起到保护作用。

应用指南

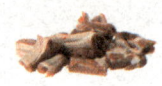 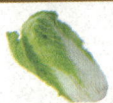 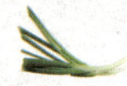 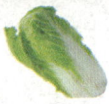 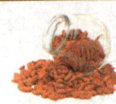

猪排骨　　白菜　　葱　　　　　大白菜　　枸杞　　鸡精

补充营养，保护肝脏

材料：猪排骨250克，白菜250克，葱6克，姜5克，肉汤100毫升

调料：盐、味精各5克，花椒、食用油适量

做法：将排骨用沸水烫，再用水冲洗血沫；锅中加油烧热，放入葱、姜和花椒，添肉汤，加排骨、盐，烧开后，用小火炖烂，取出葱、姜，加入白菜稍煮，再加味精即成。

泻火养肝，促进排毒

材料：大白菜500克，枸杞20克，上汤适量

调料：盐3克，鸡精3克，水淀粉15毫升

做法：将大白菜洗净切片；枸杞入清水中浸泡后洗净；锅中倒入上汤煮开，放入大白菜煮至软，捞出放入盘中；汤中放入枸杞，加盐、鸡精调味，勾芡，浇在大白菜上即成。

芋儿大白菜 (特别推荐)

材料：大白菜、芋头各300克，青、红椒各适量

调料：盐5克，鸡精6克，淀粉各适量

做法

①将芋头去皮洗净，摆在洗净、撕片的大白菜周围；青、红椒洗净，红椒部分切丝，撒在大白菜上。②将剩余红椒连同青椒切丁，摆在小芋头上。③淀粉加水，调入盐和鸡精，搅匀浇在盘中；入锅蒸15分钟即可。

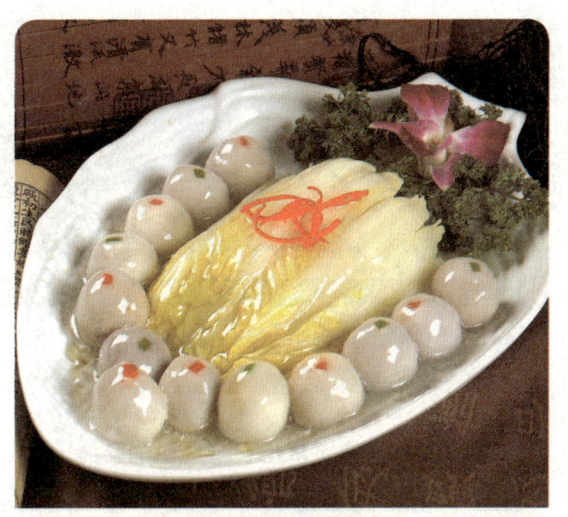

一品大白菜 (特别推荐)

材料：大白菜400克，虾干100克，咸肉100克，上汤50毫升

调料：鸡油少许，味精1克，盐5克

做法

①将大白菜洗净，切条；咸肉切片。②大白菜中拌入盐、味精、鸡油，整齐码于盘中，铺上虾干、咸肉，浇上上汤。③大火上笼蒸熟即可。

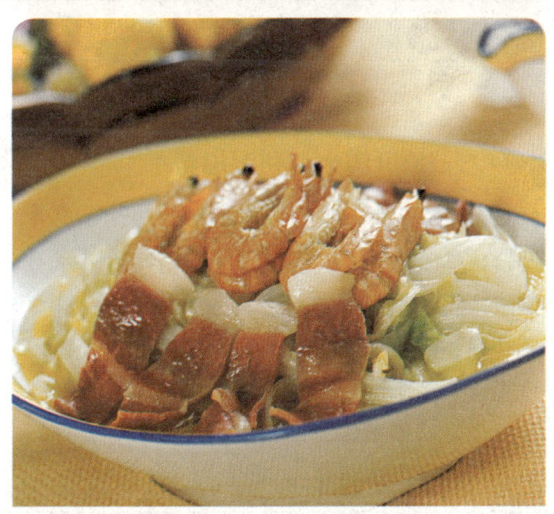

油菜

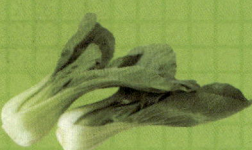

- **别名**：芸苔、青江菜、上海青、油白菜、苦菜
- **性味**：性温，味辛
- **归经**：归肝、肺、脾经

主打营养素

蛋白质、脂肪、钙、磷、铁、B族维生素、维生素C、胡萝卜素

养肝原理

油菜含有大量维生素C，能清除自由基，从而防止肝脏受损。此外，油菜还能使黄疸、转氨酶的含量消除或者降低，让肝脏的功能得以恢复，具有清肝泻火的良好功效。

应用指南

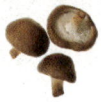 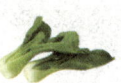 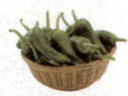

香菇　　油菜　　辣椒

清肝泻火，利湿退黄

材料：香菇、油菜各500克，枸杞5克

调料：盐3克，味精1克，蚝油、淀粉各适量

做法：将干香菇泡发，去蒂洗净，蒸熟；油菜洗净，头部切十字形，插入洗好的枸杞，氽烫至熟后沥干，入盘；锅中倒水，入蚝油、盐、味精稍炒，勾芡，再加入香菇，均匀浇在油菜上即可。

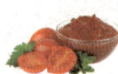 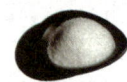

油菜　　番茄酱　　味精

补充植物性蛋白，促进肝功能恢复

材料：油菜100克，日本豆腐80克

调料：番茄酱15克，盐3克，味精5克，食用油适量

做法：将油菜洗净，焯水；日本豆腐洗净，切成圆形片；日本豆腐入油锅煎成金黄色，注水，加盐、味精煮1分钟，捞出沥油，装入盛有油菜的盘中，淋上番茄酱即可。

双冬扒油菜

材料： 油菜500克，冬菇50克，冬笋50克
调料： 盐5克，味精2克，蚝油10毫升，老抽5毫升，糖20克，食用油、芡粉、芝麻油各适量

做法

① 油锅烧热，放入洗净切半的油菜，调盐、味精炒入味。② 冬菇、冬笋洗净，加蚝油、水、老抽、盐、味精、糖焖5分钟。③ 用芡粉勾芡，调芝麻油炒熟即可。

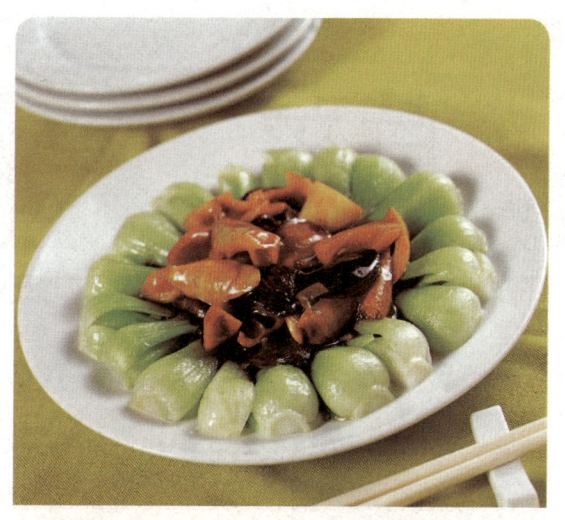

白果扒油菜

材料： 油菜300克，白果20克
调料： 盐3克，鸡精1克，食用油适量

做法

① 将油菜洗净，对切成两半；白果洗净，去壳、去皮备用。② 炒锅倒油烧热，下入油菜炒熟，加盐和鸡精调好味，出锅装盘。③ 将白果炒熟，装饰在油菜上即可。

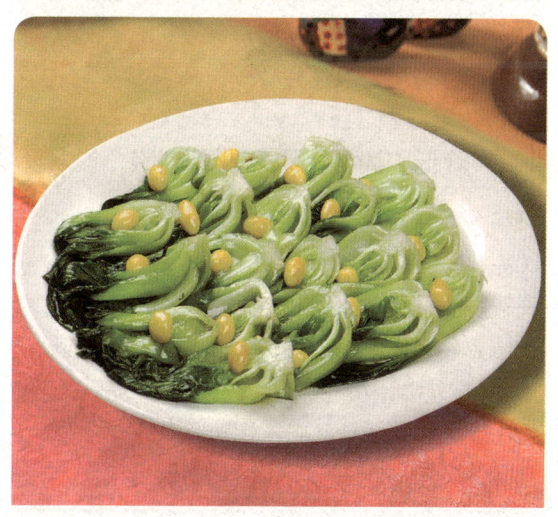

芹菜

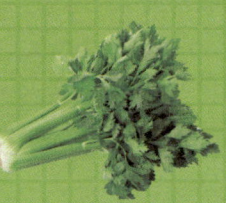

- 别名：蒲芹、香芹
- 性味：性凉，味甘、辛
- 归经：归肺、胃、经

主打营养素

蛋白质、甘露醇、食物纤维、维生素A、维生素C、维生素P、钙、铁、磷

养肝原理

芹菜含有丰富的维生素、钙、铁等营养成分，具有健胃养脾、清肝泻火的功效。肝炎患者常吃芹菜，能有效补充身体的营养成分，降低胆固醇，对肝脏细胞也有很好的修复作用。

应用指南

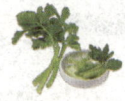 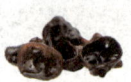  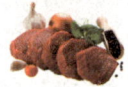 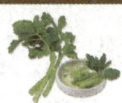 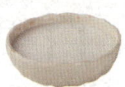

芹菜　　黑木耳　　胡萝卜　　　牛肉　　芹菜　　淀粉

降低胆固醇，修复肝脏细胞

材料： 芹菜400克，黑木耳200克，胡萝卜30克，蒜蓉10克

调料： 盐3克，芝麻油15毫升，食用油适量

做法： 将芹菜洗净，切段；黑木耳泡发，撕成小朵；胡萝卜洗净，切片；蒜蓉入热油锅爆香，倒入芹菜爆炒，加入黑木耳和胡萝卜一起翻炒至熟，加入芝麻油和盐调味，装盘。

清肝泻火，补充身体所需营养成分

材料： 芹菜段、牛肉各150克，姜丝、蛋液各、红椒丝各适量

调料： 淀粉10克，酱油4毫升，盐4克，水淀粉15毫升，食用油适量

做法： 将牛肉洗净切丝，加酱油、淀粉、蛋液调匀；姜丝入油锅爆香，放红椒、芹菜，倒入牛肉丝炒熟，加盐、水淀粉炒匀即可。

芹菜开洋

材料： 芹菜250克，开洋（虾干）50克
调料： 盐1/2茶匙，食用油2大匙

做法

①将芹菜摘去老叶，洗净，切成3~4厘米的长条。②开洋洗净，浸水。③锅中加2大匙油，烧热，放入芹菜及开洋，炒拌均匀，加入盐，炒匀即可。

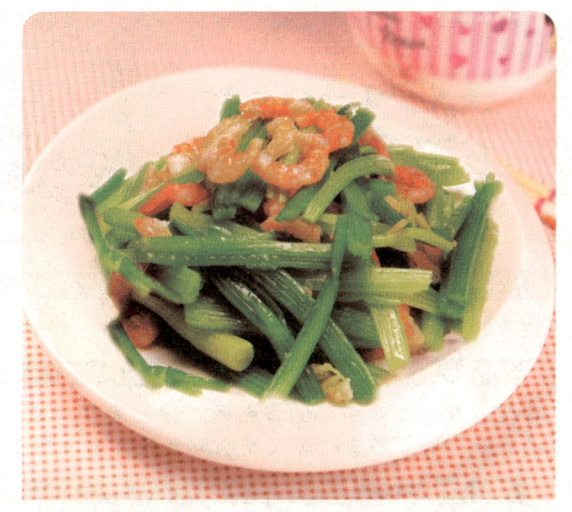

糖枣芹菜汤

材料： 芹菜250克，红枣10颗
调料： 红糖10克

做法

①将红枣以清水泡软，捞起加水煮汤，并加红糖同煮。②将芹菜去根、老叶（嫩叶要保留），洗净切丝。③待红枣熬至软透出味，约剩2碗汤汁，加入芹菜丝，以大火煮沸即可。

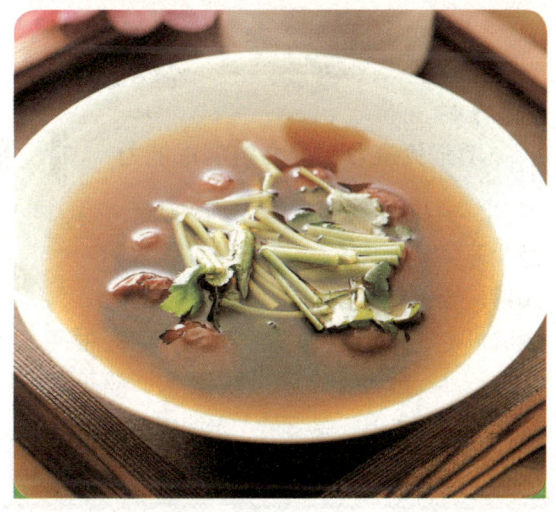

黄花菜

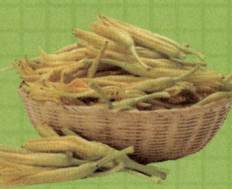

- **别名**：金针菜、川草、鹿葱花、安神菜
- **性味**：性微寒，味甘
- **归经**：归心、肝经

主打营养素

胡萝卜素、维生素A、维生素E、蛋白质、脂肪、铜、锰

养肝原理

黄花菜富含人体所需的蛋白质、维生素等有益物质，具有消炎止血、清热利湿、清肝泻火的功效。肝病患者吃黄花菜有助于提高自身免疫力，增强抗病毒能力。

应用指南

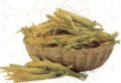 黄花菜　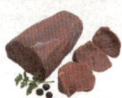 瘦牛肉　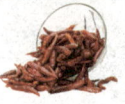 干辣椒　　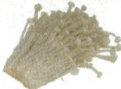 金针菇　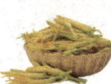 黄花菜　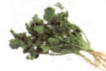 香菜

增强免疫力，提高抗病毒能力

材料：黄花菜150克，瘦牛肉200克，姜、葱、干辣椒各少许
调料：盐、酱油、淀粉、食用油各适量
做法：将牛肉切丝，加盐、酱油拌匀；油锅烧热，牛肉过油后捞出；炒锅上火，放入葱丝、姜丝、牛肉、黄花菜、干辣椒翻炒，加盐调味，加淀粉勾芡即可。

清热利湿，清肝泻火

材料：金针菇、黄花菜各150克，香菜20克
调料：生抽8毫升，芝麻油6毫升，白糖5克
做法：金针菇、黄花菜均洗干净，分别放入沸水中焯熟，捞出沥水；香菜洗净待用；将金针菇、黄花菜、香菜一同装入盘中，加入生抽、芝麻油、白糖搅拌均匀即可。

上汤黄花菜

材料: 黄花菜300克,上汤200毫升

调料: 盐4克,味精2克,鸡精3克

做法

①将黄花菜放入清水中洗净,再捞出沥水。②锅置火上,烧沸上汤,下入黄花菜。③至熟调入盐、味精、鸡精,装盘即可食用。

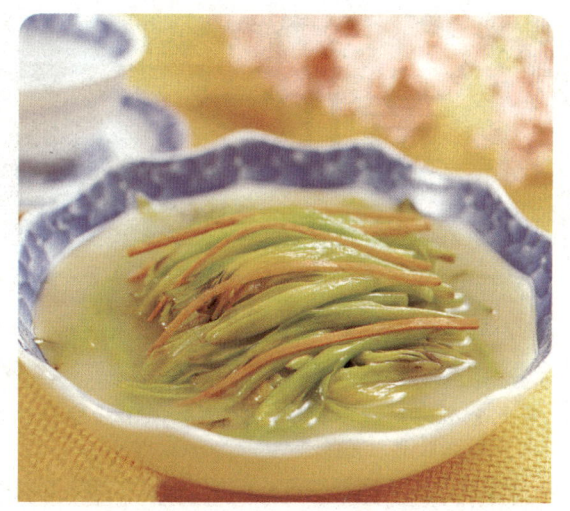

凉拌黄花菜

材料: 黄花菜160克

调料: 盐5克,味精3克,糖3克,芝麻油少许

做法

①将黄花菜放入清水中洗净,锅置火上,加入清水,直至烧沸,将黄花菜焯熟,捞出,水沥干。②盐、味精、糖、芝麻油调匀制成味汁。③将味汁与黄花菜拌匀,装盘即可。

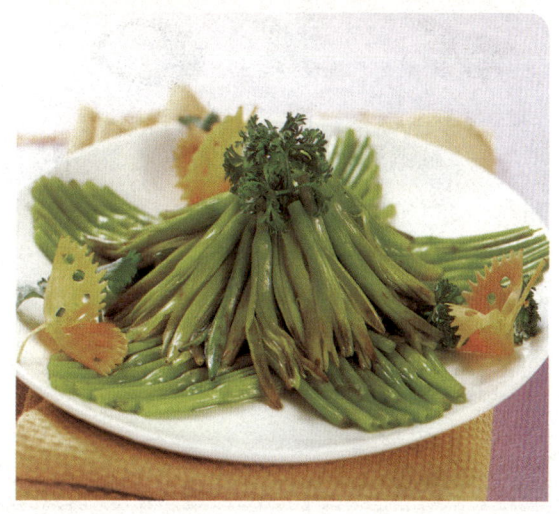

黄瓜

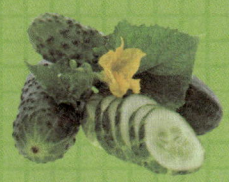

- 别名：胡瓜、青瓜
- 性味：性凉，味甘
- 归经：归肺、胃、大肠经

主打营养素

蛋白质、食物纤维、矿物质、维生素及多种游离氨基酸

养肝原理

黄瓜含有抑制碳水化合物物质转化为脂肪的丙醇二酸，能减肥消脂、降胆固醇、清肝泻火，对脂肪肝、冠心病可起到调理作用。

应用指南

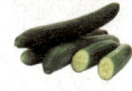 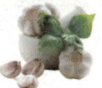 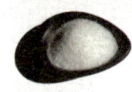   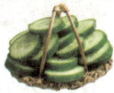 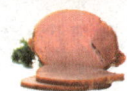 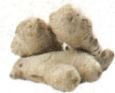

黄瓜　　蒜　　味精　　　　黄瓜　　火腿　　姜

减肥消脂，降低胆固醇

材料： 黄瓜200克，蒜100克，朝天椒适量
调料： 盐、味精、食用油各适量
做法： 黄瓜洗净，去皮，切片；蒜洗净，切片；朝天椒洗净，切段；油锅烧热，放入蒜和朝天椒爆香，加入黄瓜炒熟，再加入盐和味精调味即可。

预防脂肪肝、冠心病

材料： 黄瓜300克，火腿150克，姜3克
调料： 盐5克，味精3克，食用油适量
做法： 黄瓜洗净，切块状；火腿切片；姜末；锅上火，加油烧热，下入黄瓜块滑炒片刻，加入火腿片、姜末同炒，炒至熟软后，加入盐、味精炒匀即可。

脆香黄瓜条

材料： 黄瓜500克，干辣椒、姜各10克，蒜20克

调料： 糖10克，盐5克，醋、芝麻油各10毫升，食用油适量

做法

① 把洗净的黄瓜切长条。② 蒜去皮切片；姜、干辣椒洗净切丝；③ 热锅加油，入蒜片、姜丝和椒丝爆香，再与所有调料一起拌匀，调成汁，淋在黄瓜条上即可。

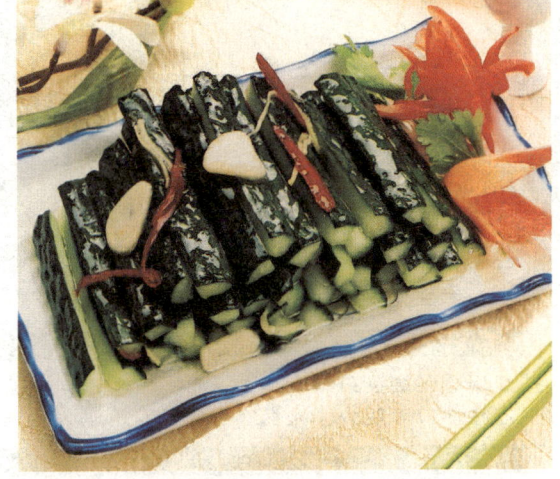

黄瓜鹌鹑蛋

材料： 黄瓜150克，鹌鹑蛋300克

调料： 盐、胡椒粉、红油、料酒、生抽、水淀粉、食用油各适量

做法

① 黄瓜洗净切块；鹌鹑蛋煮熟，去壳后放入油锅略炸，捞出。② 炒锅加油烧热，放入黄瓜、鹌鹑蛋翻炒，加料酒、生抽和水烧开，加盐、红油、胡椒粉调味，勾薄芡后装入碗中即可。

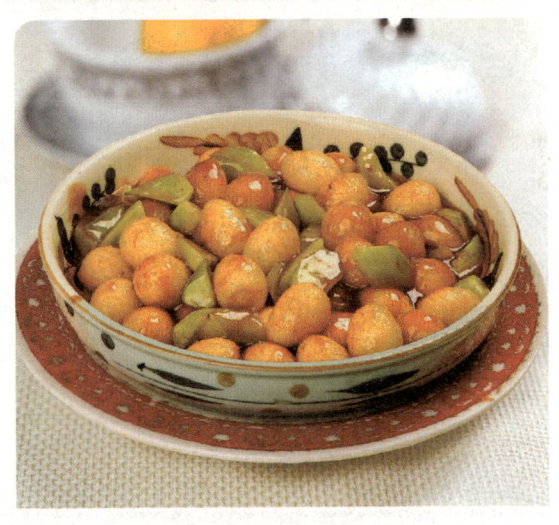

苦瓜

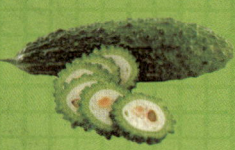

- **别名**：凉瓜、癞瓜
- **性味**：性寒，味苦
- **归经**：归心、肝、脾、胃经

主打营养素

淀粉、维生素C、粗纤维、胡萝卜素、钙、磷

养肝原理

苦瓜所含的膳食纤维和维生素C，均比西红柿高近3倍，而维生素C是优质的抗氧化剂，能提高机体应激能力，还具有一定的清肝泻火的作用。

应用指南

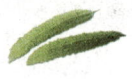 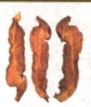 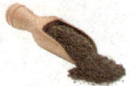

苦瓜　　腊肉　　胡椒粉

补充营养，恢复受损肝脏细胞

材料：苦瓜300克，腊肉150克，指天椒10克，姜15克，蒜10克，高汤30毫升

调料：料酒10毫升，生粉10克，盐、味精、胡椒粉、食用油各适量

做法：把姜丝、蒜末、辣椒段入油锅炒香，加腊肉翻炒，烹料酒，加苦瓜、高汤、胡椒粉、盐与味精，炒至汤汁收浓，勾芡即可。

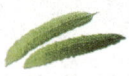 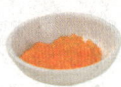

苦瓜　　咸蛋黄　　花生油

清肝泻火，补充蛋白质

材料：苦瓜250克，咸蛋黄100克

调料：熟花生油20毫升

做法：苦瓜洗净去瓤，入沸水焯烫；咸蛋黄入锅蒸20分钟；将咸蛋黄酿入沸水焯烫过的苦瓜中，再将苦瓜切成薄片，摆入盘中，淋上熟花生油即可。

凉拌苦瓜圈

材料： 苦瓜400克，圣女果1个
调料： 盐3克，芝麻油适量

做法

① 苦瓜洗净，切片；圣女果洗净，备用。
② 锅置火上，加水，大火烧开，放入苦瓜，氽熟后，捞出沥干。③ 加盐、芝麻油调味拌匀后，摆于盘中，然后将圣女果放在上面点缀即可。

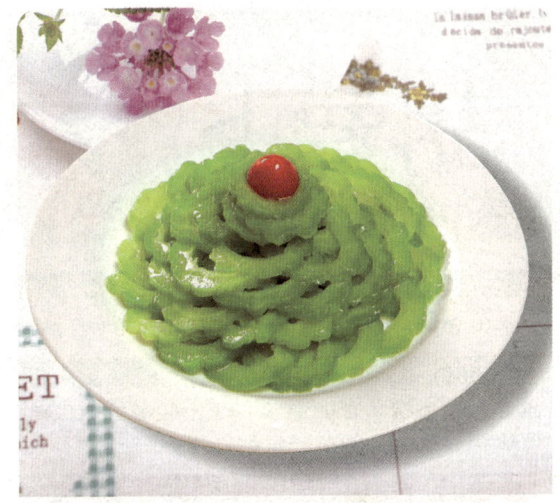

三鲜酿苦瓜

材料： 苦瓜400克，瘦肉200克，水发香菇50克，枸杞20克
调料： 盐3克，鸡精2克

做法

① 将苦瓜去瓤洗净，切段；瘦肉洗净，剁碎；香菇洗净，剁碎；枸杞洗净，沥干待用。② 将瘦肉、香菇加盐、鸡精拌匀，装入每个苦瓜段中，放入盘中。③ 撒上枸杞入蒸锅蒸熟即可。

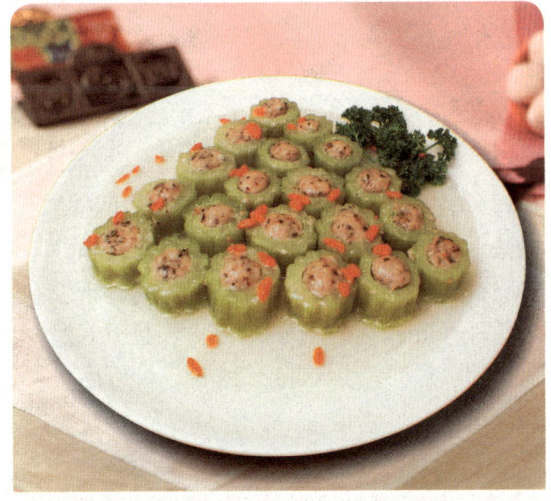

胡萝卜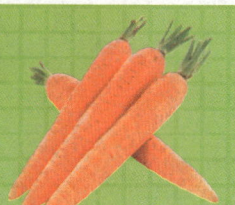

- **别名**：红萝卜、金笋、丁香萝卜
- **性味**：性平，味甘、涩
- **归经**：归心、肺、脾、胃经

主打营养素

碳水化合物、蛋白质、脂肪、碳水化合物、胡萝卜素、B族维生素、维生素C

养肝原理

胡萝卜中含有丰富的胡萝卜素，能够有效促进细胞发育和提高人体的免疫力，对于肝病的预防和病情恢复都有一定的作用。

应用指南

 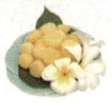 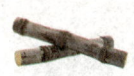 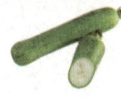 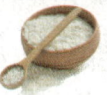 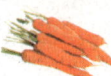

胡萝卜　　马蹄　　甘蔗　　　　　丝瓜　　白米　　胡萝卜

辅助肝病患者恢复健康

材料：胡萝卜250克，马蹄250克，甘蔗1根

做法：将胡萝卜洗净，去皮，切厚片；马蹄去皮，洗净，切两半；甘蔗洗净削皮，斩段后剖开；将胡萝卜、马蹄、甘蔗一起放入锅内，加水煮沸，小火炖1~2小时，炖好后，盛盘即可。

补充胡萝卜素，提高免疫力

材料：丝瓜30克，胡萝卜少许，白米100克

调料：白糖7克

做法：将丝瓜去皮洗净，切片；胡萝卜洗净，切丁；白米泡发洗净；锅置火上，注入清水，放入白米，用大火煮至米粒开花，放入丝瓜、胡萝卜，用小火煮至粥成，放入白糖调味即可食用。

胡萝卜炒蛋

材料： 鸡蛋2个，胡萝卜100克
调料： 盐5克，芝麻油20毫升
做法

① 将胡萝卜洗净，削皮，切细末；鸡蛋打入碗中，搅打均匀后备用。② 锅上火，芝麻油入锅烧热后，放入胡萝卜末炒约1分钟。③ 加入蛋液，炒至半凝固时转小火炒熟，加盐调味即可。

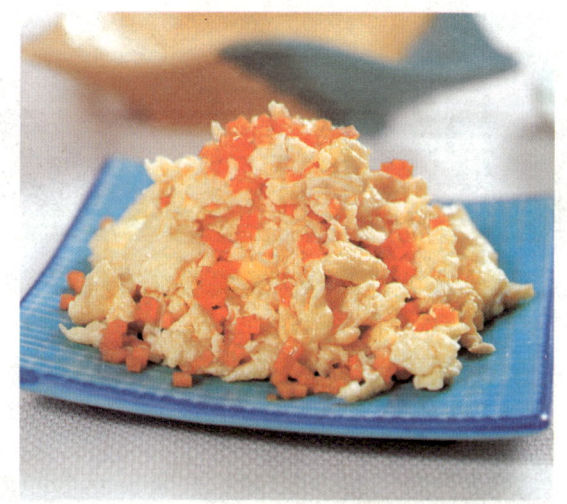

洋葱胡萝卜奶油羹

材料： 胡萝卜1个，洋葱1个，奶油适量
调料： 盐、胡椒粉、黄油各适量
做法

① 将胡萝卜洗净，去皮，切成滚刀块；洋葱去皮切块。② 锅内下黄油烧热，下洋葱炒香后，加入胡萝卜和水，将胡萝卜煮烂，加奶油。③ 将锅内食物打成稠糊状，烧热，加入盐、胡椒粉拌匀即成。

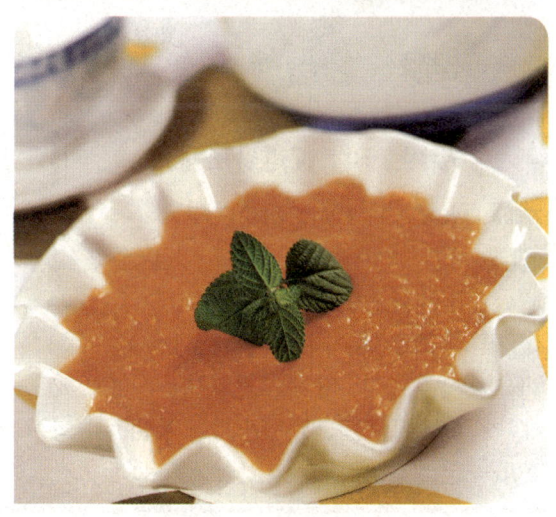

黑木耳

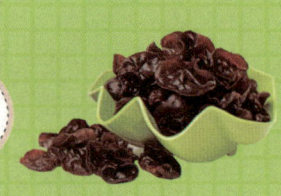

- **别名**：木耳、木菌、光木耳、树耳、木蛾、黑菜
- **性味**：性平，味甘
- **归经**：归大肠，胃经

主打营养素

蛋白质、脂肪、钙、碳水化合物、维生素B_1、膳食纤维

养肝原理

黑木耳中的胶质可把残留在人体消化系统内的灰尘、杂质吸附、集中起来并排出体外，从而帮助肝脏排毒，起补肝作用。

应用指南

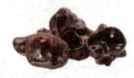 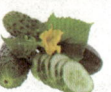 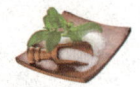   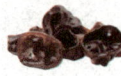

木耳　　黄瓜　　白糖　　　　芥蓝　　胡萝卜　　木耳

吸附杂质，促进肝脏排毒

材料：水发木耳50克，黄瓜200克

调料：盐、淡色酱油、味精、芝麻油、白糖、食用油各适量

做法：将黄瓜洗净，切片，加盐腌10分钟；将盐、淡色酱油、味精、芝麻油、白糖调成味汁；将木耳洗净，撕成小片，入油锅中与黄瓜一起炒匀，再加入味汁炒入味即可。

滋阴补肝，提高抗病能力

材料：芥蓝200克，里脊肉、胡萝卜、木耳、红椒、葱各适量

调料：盐3克，白糖、酱油、料酒、食用油各适量

做法：油锅下里脊肉稍炸；锅油放红椒、葱炒香，入里脊肉、芥蓝、胡萝卜、木耳炒熟，加料酒、盐、白糖、酱油调味即可。

木耳烧鸡

材料：鸡肉250克，木耳100克，红椒1个
调料：盐3克，生抽8毫升，料酒5毫升，淀粉5克，味精3克，食用油适量

做法

①将木耳泡发切块；红辣椒切片；鸡肉洗净，剁块，汆烫后捞起。②油烧热，下鸡块炸至金黄色捞起。③锅中留油，放入鸡块、木耳、红辣椒和适量水，炖约20分钟，再调入所有调料煮熟即可。

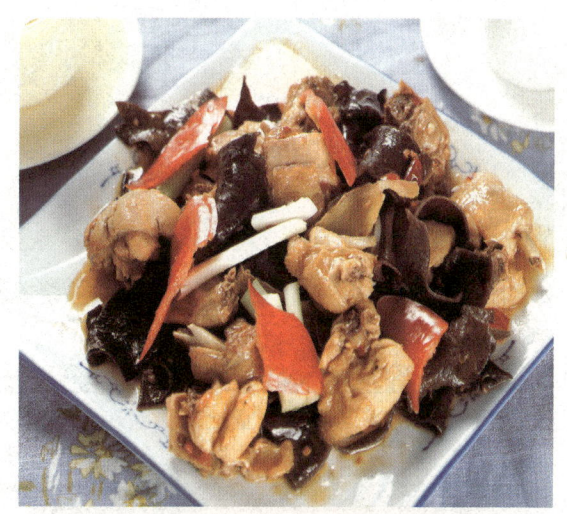

葱丝木耳

材料：洋葱50克，黑木耳300克，香菜段少许
调料：盐3克，味精2克，醋5毫升，生抽8毫升

做法

①将洋葱洗净，切丝，焯水后待用；黑木耳洗净泡发后撕成小朵。②锅内注水烧沸，加入黑木耳焯熟后，捞起后与洋葱放入盘中。③加入盐、味精、醋、生抽拌匀，撒上香菜即可。

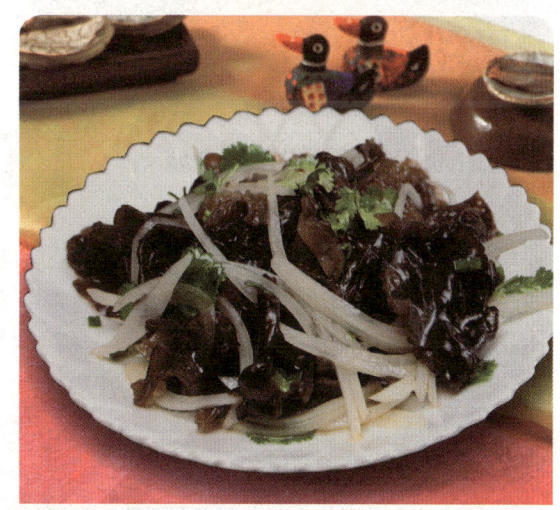

银耳

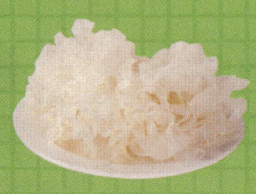

- **别名**：白木耳、雪耳、银耳子
- **性味**：性平，味甘
- **归经**：归肺、胃、肾经

主打营养素

蛋白质、脂肪、矿物质、肝糖和多种氨基酸

养肝原理

银耳含丰富的蛋白质、微量元素、胶质、银耳多糖，不仅能改善肝肾功能，还能降低血清胆固醇和三酰甘油，促进肝脏蛋白质的合成，增强人体免疫力。

应用指南

 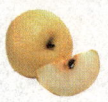 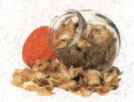

银耳　　雪梨　　百合

促进肝脏蛋白质的合成

材料：银耳、雪梨、枸杞、百合各50克
调料：冰糖适量
做法：将雪梨洗净，去皮，去核，切小块待用；银耳泡半小时后，洗净撕成小朵；百合、枸杞洗净待用；锅中倒入清水，放银耳烧开，再将银耳炖烂，放入百合、枸杞、雪梨、冰糖，炖至雪梨熟即可。

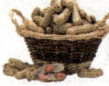

银耳　　花生　　大米

降低胆固醇，养肝护肝

材料：银耳20克，花生米30克，大米80克
调料：白糖3克
做法：将大米泡发洗净；银耳泡发洗净，切碎；花生米泡发，洗干净备用；锅置火上，注入适量清水，放入大米、花生煮至米粒开花；最后放入银耳，煮至浓稠，再调入白糖拌匀即可。

银耳山楂粥

材料： 银耳、山楂各25克，大米80克
调料： 白糖3克

做法

① 将大米用冷水浸泡半小时后，洗净，捞出沥干备用；银耳泡发洗净，切碎；山楂洗净，切片。② 锅置火上，放入大米，倒入适量清水煮至米粒开。③ 放入银耳、山楂同煮片刻，待粥至浓稠状时，调入白糖拌匀即可。

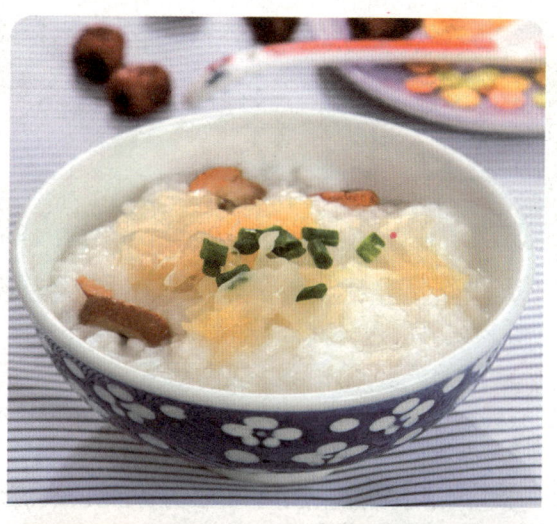

山楂银耳豆浆

材料： 黄豆60克，山楂1个，银耳20克
调料： 白糖适量

做法

① 将黄豆用清水泡软，捞出洗净；山楂洗净，去核切粒；银耳泡发后，洗净沥干。② 将上述材料放入豆浆机中，加适量清水。③ 接通电源，将材料搅打成豆浆，烧沸后滤出，加白糖调味即可。

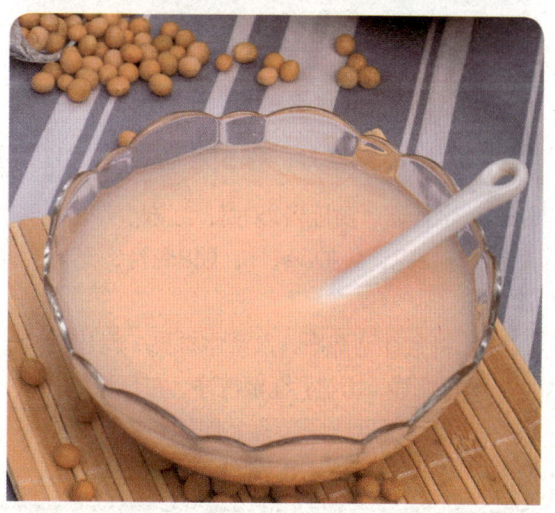

金针菇

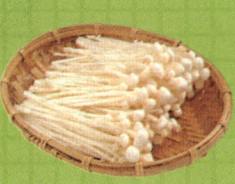

- **别名**：冬蘑、金钱菌、冻菌、金菇
- **性味**：性凉，味甘
- **归经**：归脾、大肠经

主打营养素

赖氨酸、锌、碳水化合物、粗纤维

养肝原理

金针菇含有丰富的蛋白质、微量元素，有助于肝病患者对各种营养物质的需求，可预防肝癌的发生，还能提高免疫力、保护肝脏。

应用指南

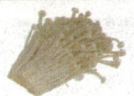 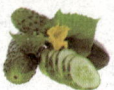 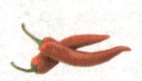 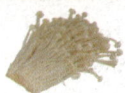 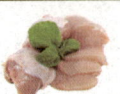

金针菇　　黄瓜　　红椒　　　　金针菇　　香菇　　鸡肉

提高免疫力，保护肝脏

材料：金针菇、黄瓜各150克，红椒少许

调料：盐2克，生抽6毫升，醋8毫升，芝麻油适量

做法：将金针菇洗净，入沸水焯熟，捞出沥水；黄瓜洗净，切丝；红椒洗净，去籽切丝；将金针菇、黄瓜一同装盘，加盐、生抽、醋拌匀，淋上芝麻油，最后撒上红椒丝。

补肝血，养肝抗癌

材料：金针菇60克，香菇50克，鸡肉250克，大米80克，葱花5克，高汤适量

调料：盐2克，胡椒粉5克，食用油适量

做法：油锅烧热，下入鸡肉翻炒，加高汤，下入大米，大火烧沸，下入金针菇、香菇，转中火熬煮至米粒开花；小火将粥熬出香味，加盐、胡椒粉调味，撒入葱花即可。

滑炒金针菇

材料： 猪肉150克，胡萝卜50克，金针菇300克，葱丝、鸡蛋清、清汤各适量

调料： 盐、酒、淀粉、芝麻油、食用油各适量

做法

① 将猪肉切丝，加鸡蛋清、盐、酒、淀粉拌匀。② 油烧热，将肉丝滑熟，放葱丝炒香后放入少许清汤调好味。③ 倒入金针菇、胡萝卜丝炒匀，淋上芝麻油即可。

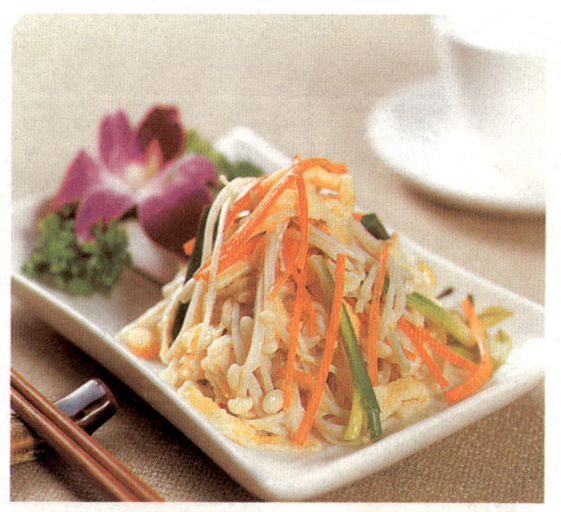

金针菇煎蛋汤

材料： 金针菇50克，鸡蛋2个，蟹肉条4个，姜片、葱花各适量

调料： 盐3克，芝麻油8毫升，食用油适量

做法

① 将蟹肉条切成菱形段。② 鸡蛋入油锅中煎成荷包蛋，再加入清水。③ 下入姜片、蟹肉、金针菇，以大火煮熟，加盐、芝麻油调味，撒上葱花即可。

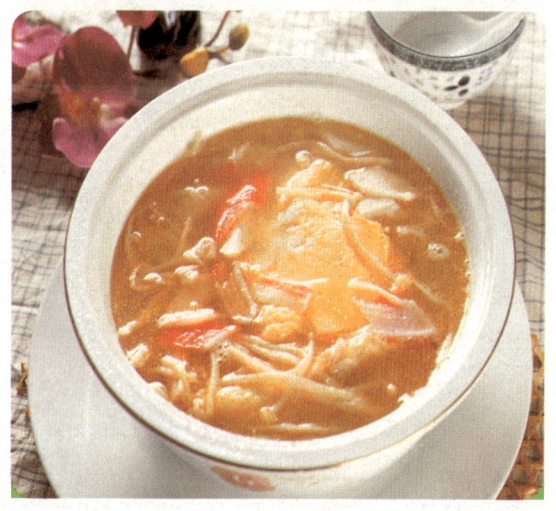

香菇

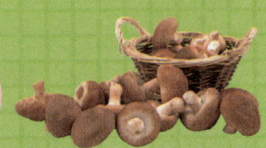

- 别名：菊花菇、合蕈
- 性味：性平，味甘
- 归经：归脾、胃经

主打营养素

香菇多糖、天门冬素、腺嘌呤、三甲胺、甘露醇、海藻糖

养肝原理

香菇中含的香菇多糖具有抗病毒、保护肝脏的作用；肝病患者经常食用，能够提高机体免疫力、补气补肝、降低谷丙转氨酶，防止病情进一步发展。

应用指南

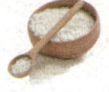 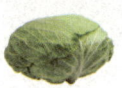 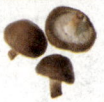 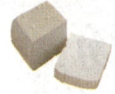 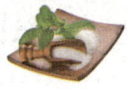

大米　　包菜　　香菇　　　　豆腐　　香菇　　白糖

抗病毒，保护肝脏

材料：大米80克，鸡脯肉150克，包菜50克，香菇70克，葱花适量

调料：料酒、盐各适量

做法：将鸡脯肉洗净切丝，加料酒腌渍；包菜洗净切丝；香菇泡发，切片；大米淘洗干净；锅中加水，放大米煮沸，下香菇、鸡肉、包菜熬煮；加盐调味，撒上葱花即可。

补气补肝，降低谷丙转氨酶

材料：豆腐200克，香菇6个，红椒丝少许

调料：白糖、盐、食用油各适量

做法：将豆腐洗净稍烫，捞出切段，放盘内，加盐、白糖拌匀；香菇洗净泡发，切丝；油烧热，入香菇丝和辣椒丝炒香，然后倒在腌过的豆腐段上，拌匀。

豌豆炒香菇

材料： 豌豆350克，香菇150克

调料： 盐3克，鸡精2克，水淀粉10毫升，食用油适量

做法

① 将豌豆洗净，焯水后捞出沥干；香菇泡发，洗净，切块。② 炒锅注油烧至七成热，放入香菇翻炒，再放入豌豆同炒至熟。③ 调入盐和鸡精调味，用水淀粉勾芡，最后装盘即可。

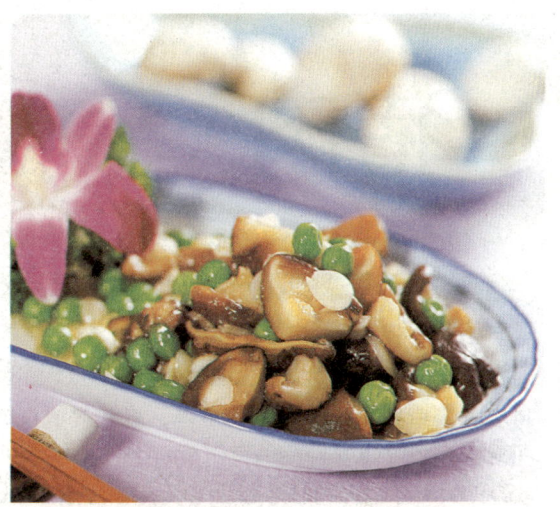

香菇煨蹄筋

材料： 猪蹄筋250克，香菇、胡萝卜、西蓝花各200克

调料： 香卤包1包，盐少许，蚝油20毫升，淀粉适量

做法

① 将西蓝花、胡萝卜、香菇均洗净，入锅加水煮熟。② 猪蹄筋入锅加水、香卤包煮熟。③ 将淀粉、蚝油拌匀煮沸，放香菇、蹄筋、盐炒至汁干，加西蓝花、胡萝卜拌匀即可。

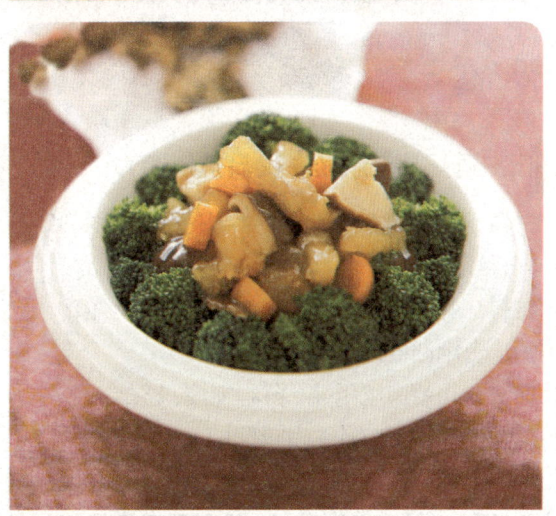

猪肉

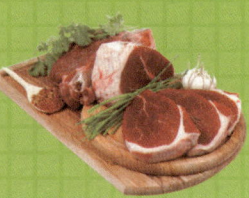

- **别名**：豕肉、豚肉、彘肉
- **性味**：性温，味甘、咸
- **归经**：归脾、胃、肾经

主打营养素

蛋白质、脂肪、碳水化合物、磷、钙、铁、维生素B_1、维生素B_2、烟酸

养肝原理

猪肉是蛋白质与脂肪的主要来源，肝病患者适当增加蛋白质的摄入，可以满足肝细胞再生的需要，同时脂肪也应适当增加，以提供较多的热量。

应用指南

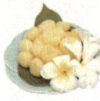 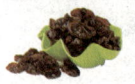 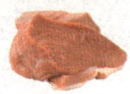 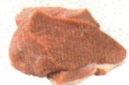 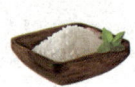

马蹄　　　黑木耳　　　瘦肉　　　　菜心　　　瘦肉　　　盐

适量补充脂肪，提高抗病能力

材料：瘦肉丝300克，马蹄肉8个，黑木耳丝、红辣椒末、葱丝、蒜末各少许

调料：盐3克，料酒、酱油、豆瓣酱、糖、醋、食用油各适量

做法：将瘦肉丝用盐、料酒腌渍，略炸；葱、蒜丝、红辣椒末爆香，加黑木耳、马蹄略炒，加瘦肉丝及酱油、豆瓣酱、糖、醋炒匀即可。

为受损肝细胞恢复提供必需物质

材料：菜心400克，瘦肉150克，蒜末5克，姜末5克

调料：盐5克，味精4克，食用油适量

做法：将菜心洗净，切成段；瘦肉洗净，切成片；菜心入沸水中氽烫，捞出沥干备用；油锅中放入肉、蒜末、姜末、菜心炒熟，加盐、味精调味即可。

卤五花肉

材料： 带皮五花肉900克

调料： 芝麻油、酱油、料酒、冰糖、八角、食用油各适量

做法

①将五花肉煮熟，再放入热油锅中炸至表皮呈淡金黄色，捞起，浸入冷水中泡5分钟。②锅中放入酱油、料酒、冰糖、八角、水及五花肉煮开，改小火卤至熟烂。③捞出切片，淋上芝麻油即可。

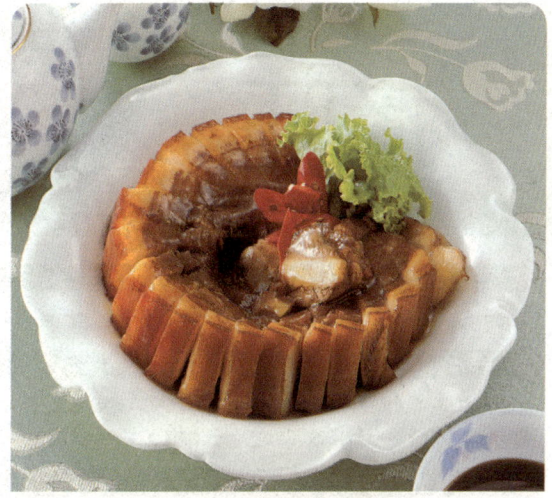

大白菜包肉

材料： 大白菜300克，猪肉馅150克，葱花、姜末各适量

调料： 盐、味精各3克，酱油6毫升，芝麻油、淀粉各适量

做法

①将猪肉馅加葱花、姜末、盐、味精、酱油、淀粉拌匀，再放入洗净的白菜叶中，包成长方形。②将包好的肉入盘，入锅大火蒸10分钟至熟。③取出淋上芝麻油即可。

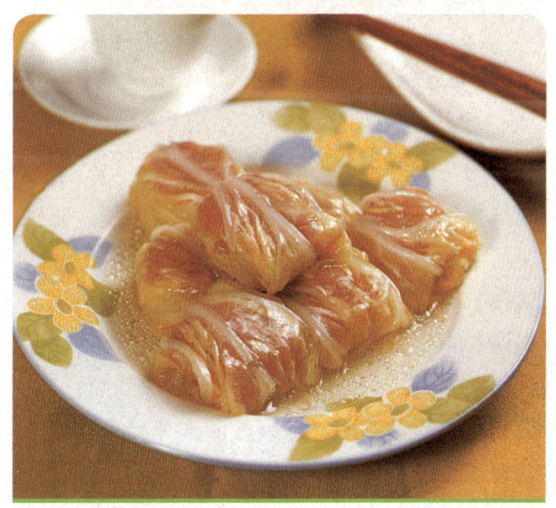

猪肝

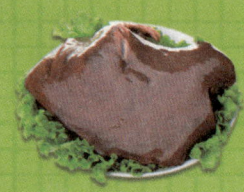

- **别名**：血肝
- **性味**：性温，味甘、苦
- **归经**：归肝经

主打营养素

蛋白质、脂肪、维生素A、B族维生素、维生素C以及微量元素

养肝原理

猪肝中含有维生素C、硒等具有抑癌和抗疲劳功效的物质，对于肝功能异常的患者有一定好处；猪肝还可以改善造血系统的生理功能，减轻肝功能异常患者的贫血症状。

应用指南

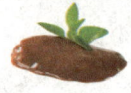 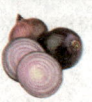 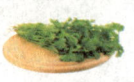 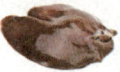 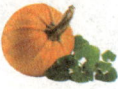 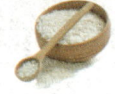

猪肝　　洋葱　　香菜　　　　猪肝　　南瓜　　大米

减轻肝病患者贫血症状

材料：猪肝400克，洋葱150克，香菜段、葱段各适量

调料：盐4克，醋、辣椒油各少许

做法：将猪肝洗净切片；洋葱洗净切丝；将上述材料入开水焯熟，捞出沥水，晾凉后放入容器；用盐、醋、辣椒油调成味汁，淋在食材上，加香菜段、葱段拌匀即可。

改善造血系统生理功能

材料：猪肝100克，南瓜100克，大米80克，葱花适量

调料：料酒、盐、味精、芝麻油各适量

做法：将南瓜洗净去皮，切块；猪肝洗净，切片；大米淘净；锅中注水，下入大米烧开，下南瓜熬煮；下猪肝，加盐、料酒、味精、芝麻油，熬制粥熟烂，撒上葱花即可。

凤眼肝

材料：猪肝500克，猪肥肉25克，卤水500毫升，葱段、姜片各适量

调料：盐、蘸酱、白糖各少许

做法

① 将猪肥肉洗净切条；猪肝洗净切块，猪肝块里塞入猪肥肉条。② 锅中放入卤水，加盐、白糖煮开，加葱段、姜片及猪肝。③ 中火煮熟，熄火，焖至变凉，捞出切片排盘，食用时蘸酱即可。

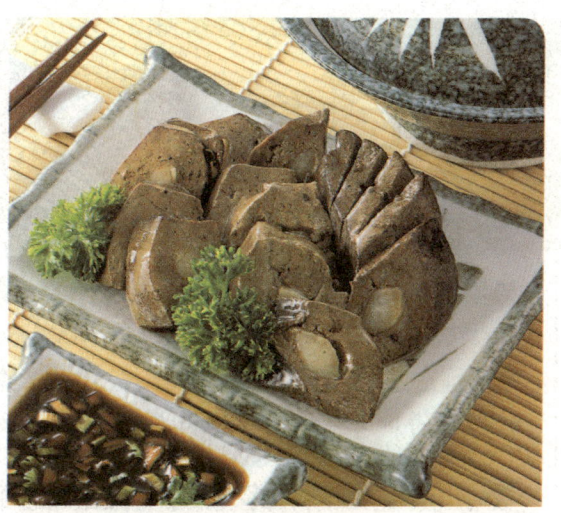

风味盐水猪肝

材料：猪肝200克，红椒适量

调料：盐水、辣椒酱适量

做法

① 将猪肝洗净，放锅中煮熟，再放盐水中腌渍。② 将红椒洗净切末，与辣椒酱拌匀待用。③ 将腌好的猪肝切片，摆盘中，浇上辣椒酱即可。

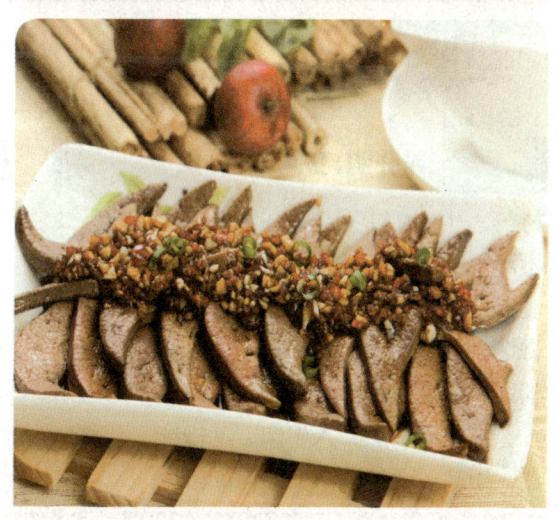

牛肉

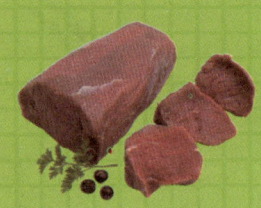

- **别名**：黄牛肉
- **性味**：性平，味甘
- **归经**：归脾、胃经

主打营养素

蛋白质、脂肪、维生素、钙、磷、铁、肌醇、黄嘌呤、次黄质、牛磺酸、氨基酸

养肝原理

牛肉的营养价值很高，富含蛋白质等，除了能够补气之外，还具有补肝明目的作用，尤其适合手术后的肝病患者食用。

应用指南

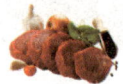 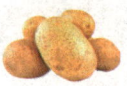 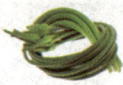 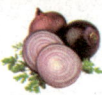 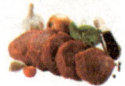 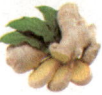

牛肉　　土豆　　蒜薹　　　　洋葱　　牛肉　　生姜

养肝明目，补气补虚

材料：牛肉、土豆各150克，蒜薹80克，辣椒片少许

调料：盐、酱油、食用油各适量

做法：将牛肉、土豆洗净切块；蒜薹洗净，切段；油烧热，入牛肉煸炒后捞出；锅内留油，加土豆炒熟，入牛肉、辣椒片、蒜薹炒香，下盐、酱油调味，盛盘即可。

疗养手术后肝病患者

材料：洋葱丝150克，牛肉150克，姜丝3克，蒜片5克

调料：料酒8毫升，盐、味精、食用油各适量

做法：将牛肉洗净，去筋切丝，用料酒、盐腌渍；锅上火，加油烧热，放入牛肉丝快火煸炒，再放入蒜片、姜丝，待牛肉炒出香味后加入盐、味精，放入洋葱丝略炒即可。

枸杞牛肉汤

材料： 新鲜山药600克，牛肉500克，枸杞10克

调料： 盐4克

做法

①将牛肉洗净，氽水后捞起，切片，备用。②将山药削皮，洗净切块。③将牛肉放入炖锅中，加适量水，以大火煮沸后转小火慢炖1小时。④加入山药、洗净的枸杞，续煮10分钟，加盐调味即可。

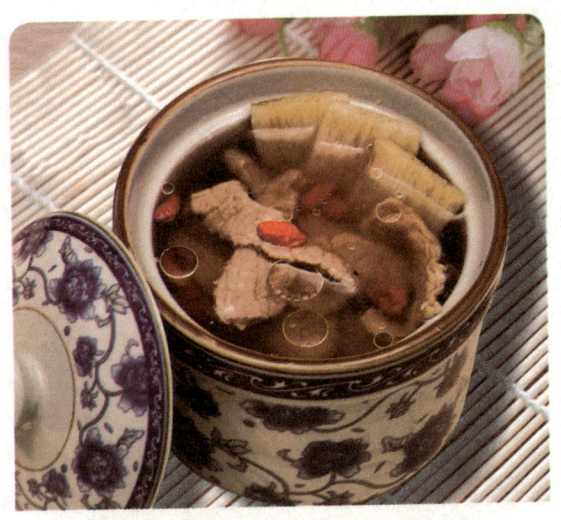

香味牛方

材料： 牛肉、油菜各500克、笋片、姜片各适量

调料： 食用油、盐、酱油、丁香各适量

做法

①将牛肉洗净切块，抹酱油；油菜洗净焯水。②油锅烧热，入牛肉煎成金黄色，加笋片、姜片、丁香、酱油、清水，焖3小时。③待牛肉酥烂，汤汁稠浓时，取出丁香，放入盐拌匀调味，起锅摆盘即可。

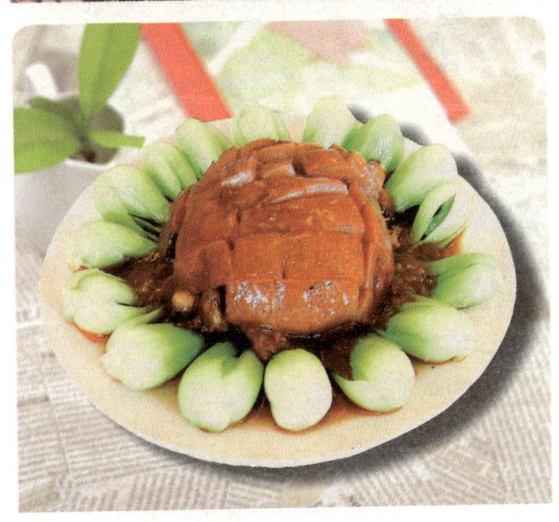

鸡肉

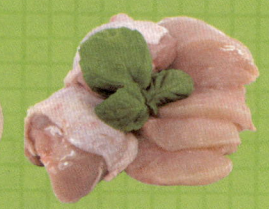

- **别名**：家鸡肉、母鸡肉
- **性味**：性平、温，味甘
- **归经**：归脾、胃经

主打营养素

蛋白质、脂肪、碳水化合物、维生素B_1、维生素B_2、烟酸、钙、磷、铁、钾

养肝原理

鸡肉中不仅蛋白质的含量较高，而且还含有烟酸、磷脂类、钙、磷、铁等营养成分，适当食用可有效提高受损肝组织及肝细胞的修复与再生功能，帮助补肝。

应用指南

 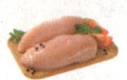 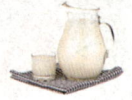 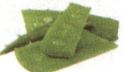 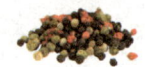 

小白菜　　鸡脯肉　　牛奶　　　　　鸡脯肉　　芦荟　　胡椒

增强肝细胞再生功能

材料：小白菜段300克，熟鸡脯肉250克，葱花3克，牛奶50毫升，高汤适量

调料：料酒10毫升，干淀粉30克，盐3克，味精5克，食用油适量

做法：将鸡脯肉切丝；油锅入葱花炝锅，加料酒、高汤、盐，下鸡脯肉稍煮；加小白菜烧开，加味精，用牛奶调干淀粉勾芡即可。

补肝养肝，提高免疫力

材料：鸡脯肉丁100克，芦荟200克，红椒丁少许，香菜段5克

调料：盐、味精各3克，胡椒2克，生粉5克，食用油适量

做法：将鸡脯肉丁加生粉拌匀，滑油备用；油锅入红椒丁炒香，加芦荟、鸡丁、盐、味精、胡椒炒入味，再勾芡，撒香菜即可。

芝麻鸡片

材料： 鸡脯肉350克，鸡蛋2个
调料： 白芝麻、盐、淀粉、食用油各适量

做法

① 将鸡蛋打入碗中，滤除蛋黄留蛋白。② 鸡脯肉去骨，洗净，切片放入碗中，加盐、淀粉及蛋白抓匀腌约10分钟，再均匀沾上白芝麻。③ 油烧热，入鸡脯肉炸至呈金黄色，捞出沥干油切块即可。

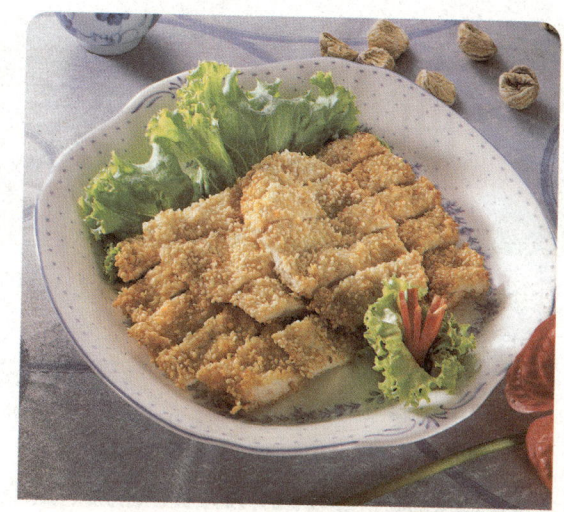

洋葱麻香鸡

材料： 鸡肉500克，洋葱圈120克，香菜段2克，辣椒片10克
调料： 盐4克，芝麻油、花椒油、醋各10毫升，食用油适量

做法

① 将鸡收拾干净，入沸水锅煮熟，捞出切小块，摆盘。② 热油锅下洋葱圈、辣椒片炒香，加盐、芝麻油、花椒油、醋调成味汁。③ 将味汁淋在鸡肉上，放香菜即可。

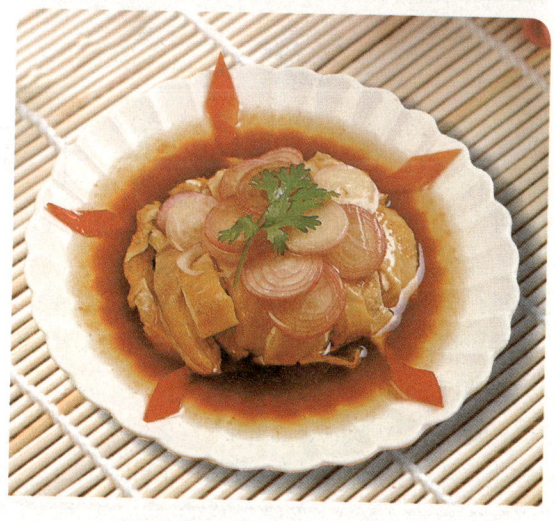

鸭肉

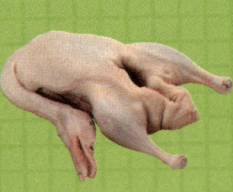

- **别名**：鹜肉、家凫肉、扁嘴娘肉、白鸭肉
- **性味**：性寒，味甘、咸
- **归经**：归脾、胃、肺、肾经

主打营养素

蛋白质、B族维生素、维生素E以及铁、铜、锌等微量元素

养肝原理

鸭肉营养丰富，含有的蛋白质、B族维生素和维生素E比其他的畜肉及家禽要高，能够修复肝病患者受损的肝细胞，有利于改善肝功能，起到滋补肝阴的作用。

应用指南

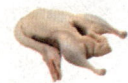 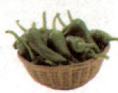 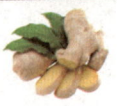 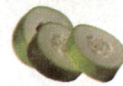 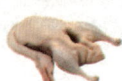 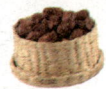

鸭　　辣椒　　姜片　　　　冬瓜　　鸭　　红枣

改善肝功能，滋补肝阴

材料：鸭1只，青花椒50克，辣椒、姜片各少许，高汤适量

调料：盐、酱油、料酒、红油、食用油各适量

做法：将鸭收拾干净，放盐、酱油腌渍30分钟；辣椒洗净切片；砂锅加高汤、鸭、姜、料酒煮开，小火煨熟；油锅入青花椒炒香，放盐、红油、辣椒炒匀，淋在鸭上即可。

利水渗湿，辅助治疗肝腹水

材料：冬瓜200克，鸭1只，红枣、薏米各少许，姜片10克

调料：盐、胡椒粉各2克

做法：将冬瓜洗净切块；鸭收拾干净剁件，焯烫后捞起；红枣、薏米均洗净；将鸭肉放入砂钵内，放入姜片、红枣、薏米烧开，放入冬瓜煲至熟，调入盐、胡椒粉拌匀即可。

玉米煲老鸭

材料： 老鸭500克，玉米适量，枸杞、红枣各10克，生姜适量

调料： 盐4克

做法

①将老鸭洗净，切件，氽水；玉米洗净，切段；生姜洗净，切片；枸杞、红枣洗净，浸泡。②将老鸭肉、玉米、生姜、枸杞、红枣放入锅中。③加清水，大火炖1小时后转小火炖1小时，调盐即可。

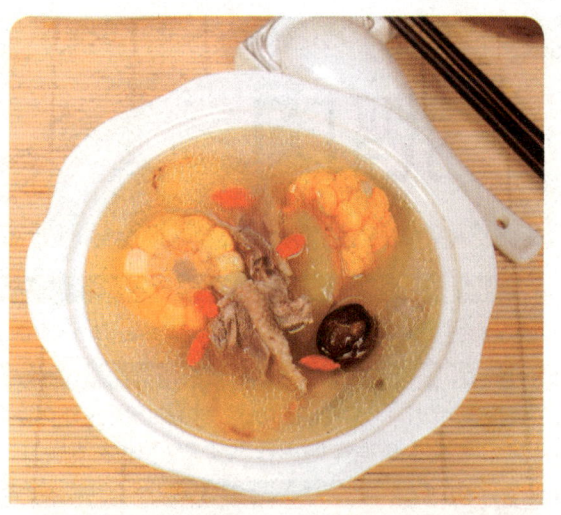

小炒鲜鸭片

材料： 鸭500克，芹菜250克，红椒圈50克，蒜片、姜片各20克

调料： 老干妈20克、米酒20毫升，盐5克，食用油适量

做法

①将鸭收拾干净，切片，氽水；芹菜洗净切段。②锅烧热下油，下老干妈、蒜片、姜片、红椒圈爆香，加入鸭肉、芹菜翻炒。③熟时下盐、米酒炒匀即可。

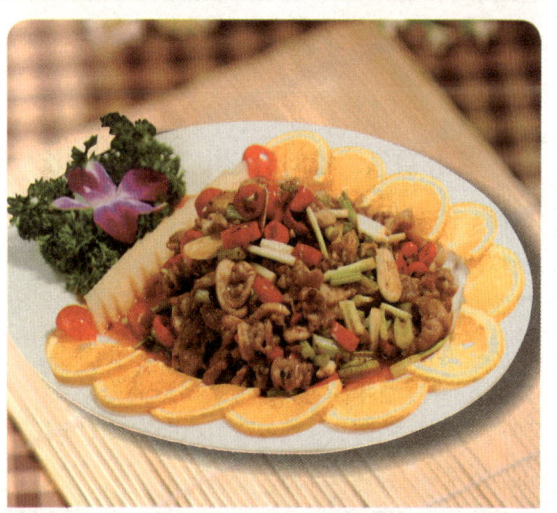

鹅肉

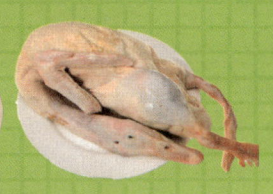

- 别名：家雁肉
- 性味：性平，味甘
- 归经：归脾、肺经

主打营养素

蛋白质、脂肪、维生素A、B族维生素及多种氨基酸

养肝原理

鹅肉具有补肝益气的功效，可辅助治疗中气不足、消瘦乏力、气阴不足所致气短、咳嗽等，天气寒冷时吃鹅肉还能够补肝和防治感冒。

应用指南

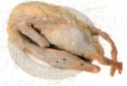 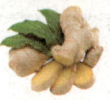 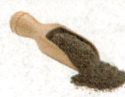  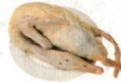 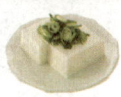

鹅肉　　姜　　胡椒　　　　　鹅翅　　鹅肉　　豆腐

补肝益气，辅助治疗中气不足

材料：鹅肉500克，姜片、葱段各10克

调料：盐5克，胡椒粉少许，料酒10毫升

做法：将鹅肉洗净后切成块状，入沸水锅中氽烫，滤除血水后捞起，装入碗中，加盐、胡椒粉、料酒腌渍约3小时；将腌渍好的鹅块与姜片、葱段入锅中蒸约1小时，熟烂后取出，扣入盘中即可。

补充营养，增强抗病能力

材料：鹅肾、鹅肉各100克，鹅翅200克，豆腐2块，卤汁适量

调料：酱油10毫升，盐、味精、食用油各适量

做法：将鹅肉、鹅肾、鹅翅、豆腐洗净，入油锅炸至金黄色；上述材料入开水锅烫熟，取出过凉水，沥干后，加卤汁、盐、味精浸泡30分钟切件，加酱油，淋上卤汁即可。

特别推荐 芋头烧鹅

材料： 鹅肉500克，芋头6个，红椒、姜片、葱段各少许

调料： 盐4克，料酒8毫升，生抽5毫升，食用油适量

做法

①将鹅肉洗净剁块；红椒洗净切片。②鹅块、料酒入沸水煮40分钟，熟后捞起。③爆香姜片、红椒，下入鹅块，调入盐、生抽，加入芋头和水炖煮至熟烂即可。

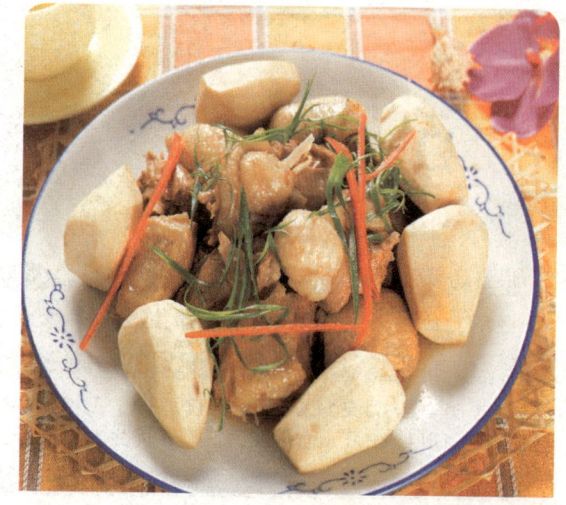

特别推荐 扬州风鹅

材料： 鹅500克，香菜、红椒丝各少许

调料： 盐3克，醋8毫升，酱油10毫升，食用油适量

做法

①将鹅收拾干净，切块，用盐、醋、酱油腌渍待用；香菜洗净。②锅内注油烧热，放入腌好的鹅块翻炒至变色，注水并加入盐、醋、酱油焖煮。③煮熟后，捞起沥干装入盘中，撒上香菜、红椒丝即可。

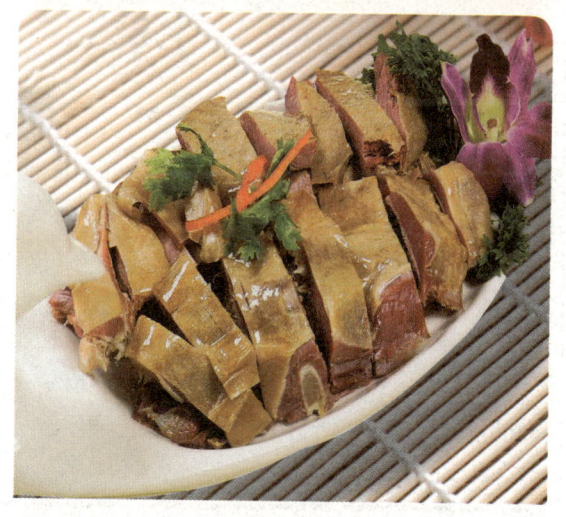

鸽肉

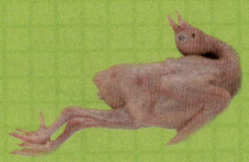

- **别名**：家鸽肉
- **性味**：性平，味咸
- **归经**：归肝、肾经

主打营养素

蛋白质、维生素A、维生素B₁、维生素B₂、维生素E及多种微量元素

养肝原理

鸽肉含有较多的支链氨基酸和精氨酸，可促进体内蛋白质的合成，适当食用鸽肉，可有效提高受损肝组织及肝细胞的修复与再生功能，起到补气补肝的功效。

应用指南

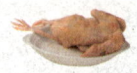 乳鸽　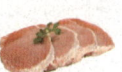 猪肉片　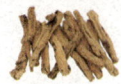 党参　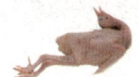 鸽子　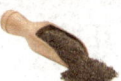 胡椒　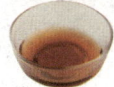 料酒

促进体内蛋白质合成

材料：乳鸽1只，猪肉片、雪蛤各200克，红枣20克，党参、枸杞各适量

调料：盐6克，白糖10克，鸡精10克

做法：将乳鸽收拾干净，与洗净切好的猪肉片一起汆水；雪蛤用水泡发；红枣、党参、枸杞分别洗净；将所有材料放入炖盅，再入蒸锅炖3小时即可。

补气补肝，修复受损肝细胞

材料：鸽子400克，姜片、葱段各适量

调料：盐、胡椒粉、料酒、食用油各适量

做法：将鸽子收拾干净，放入盐、姜片、葱段、料酒腌渍1小时；油锅烧热，放入鸽子炸至棕红色，加入葱段、姜片煸炒，加入沸水、盐、胡椒粉，大火烧沸后改用小火焖煮至鸽酥软、汁干油亮时，拣去葱、姜即可。

红豆花生乳鸽汤

材料： 乳鸽200克，红豆、花生各50克，桂圆肉30克

调料： 盐4克

做法

① 红豆、花生、桂圆肉洗净，浸泡。② 乳鸽洗净，斩大件，入沸水中氽烫，去除血水。③ 将清水放入瓦煲内，煮沸后加入上述材料，大火煲沸后，改用小火煲2小时至熟，加盐调味即可。

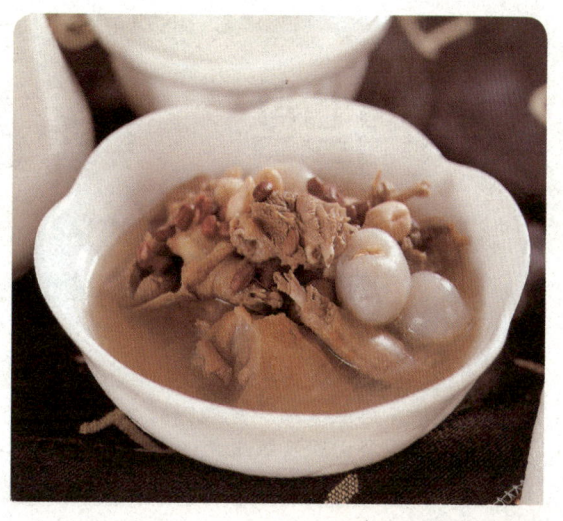

脆皮炸乳鸽

材料： 鸽子400克，鸡汤适量

调料： 盐、八角、料酒、饴糖、脆皮水、食用油各适量

做法

① 鸽子收拾干净；将盐、八角、料酒放入鸡汤内，烧1小时，制成白卤水。② 将鸽子放入白卤水内，浸1小时。③ 将饴糖、脆皮水调匀，涂在鸽子皮上，挂风凉处吹3小时，再入热油锅炸至金黄色即可。

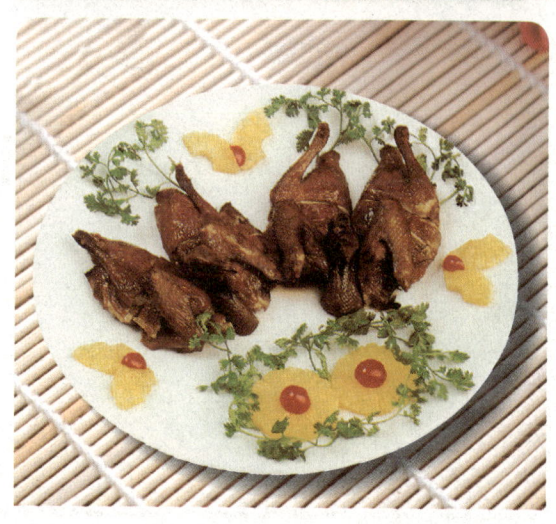

鹌鹑

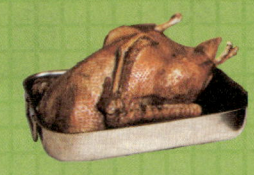

- **别名**：鹑鸟肉、赤喉鹑肉
- **性味**：性平，味甘
- **归经**：归大肠、脾、肺、肾经

主打营养素

蛋白质、无机盐、卵磷脂、激素和多种人体必需的氨基酸

养肝原理

鹌鹑肉含有多种氨基酸，且胆固醇含量较低，肝病患者适当食用后可为机体提供营养，还可保证机体内蛋白质及维生素的含量充足，有效提高受损肝组织及肝细胞的修复。

应用指南

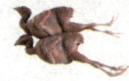 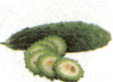 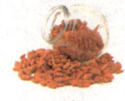 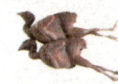 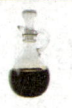 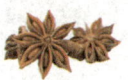

鹌鹑肉　　苦瓜　　枸杞　　　　鹌鹑　　酱油　　八角

补充蛋白质和维生素，修复肝脏

材料：鹌鹑肉200克，苦瓜100克，枸杞10克，清汤、姜片各适量

调料：橄榄油4毫升，盐适量

做法：将鹌鹑肉洗净，斩块，焯去血水；苦瓜洗净去籽，切块；枸杞洗净；锅置火上，加橄榄油，倒入清汤，调入盐、姜片，下入鹌鹑、苦瓜、枸杞煲至熟即可。

帮助修复受损肝组织及肝细胞

材料：鹌鹑300克，葱、姜各适量

调料：酱油、料酒、淀粉、白糖、花椒、醋、盐、八角、食用油各适量

做法：鹌鹑加酱油、盐、料酒、白糖、醋、花椒、八角、葱、姜，加水淹没后上笼蒸熟，去汤水和调料，用淀粉抹匀；热油锅入鹌鹑炸到皮起脆，装盘，随酱油上桌。

银杏炒鹌鹑

材料： 银杏50克，鹌鹑150克，蘑菇丁少许，青椒丁、红椒丁各80克，姜末、葱段少许

调料： 盐、白糖、水淀粉、芝麻油、食用油各适量

做法

① 鹌鹑收拾干净，切成丁，下盐、水淀粉腌好；银杏洗净蒸熟。② 姜末爆香，放鹌鹑、蘑菇、银杏、青椒、红椒。③ 调盐、白糖、葱段炒香，勾芡，淋芝麻油即成。

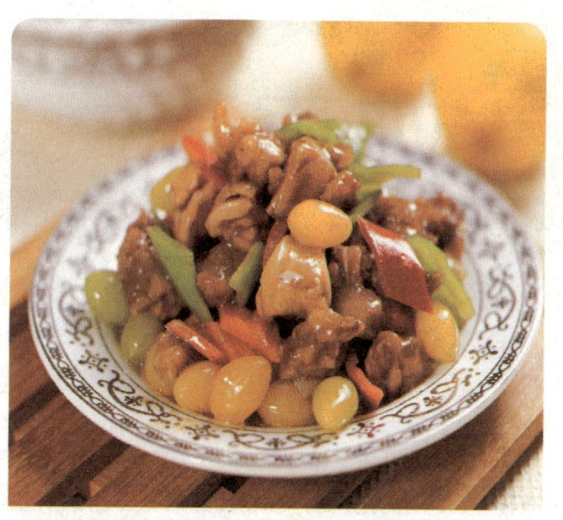

腰豆鹌鹑煲

材料： 南瓜200克，鹌鹑1只，红腰豆50克，姜片5克

调料： 盐6克，味精2克，高汤、芝麻油、食用油各适量

做法

① 将南瓜去皮，洗净切块；鹌鹑收拾干净，剁块，汆水；红腰豆洗净。② 油锅入姜片炝香，下高汤，调入盐、味精。③ 加鹌鹑、南瓜、红腰豆煲熟，淋芝麻油即可。

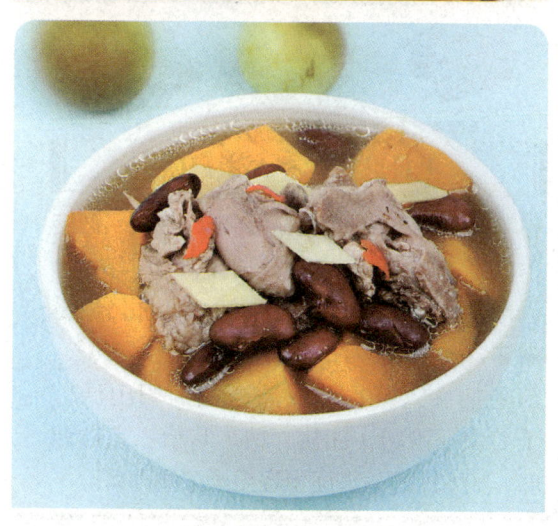

鸡蛋

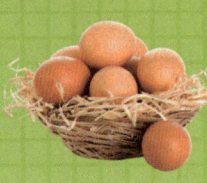

- **别名**：鸡卵、鸡子
- **性味**：性平，味甘
- **归经**：归肺经

主打营养素

蛋白质、卵磷脂、胆固醇、钙、磷、铁、无机盐和维生素A、维生素B_2、维生素D

养肝原理

鸡蛋中含有大量的矿物质及有高生物价值的蛋白质，对肝脏组织损伤有修复作用，可以促进肝细胞的再生，还可提高人体血浆蛋白量，起到滋补肝阴的作用。

应用指南

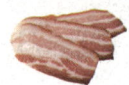 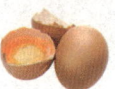 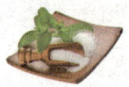 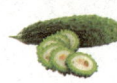 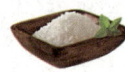

五花肉　　鸡蛋　　糖　　　　苦瓜　　鸡蛋　　盐

滋补肝阴，补充蛋白质

材料：五花肉400克，鸡蛋4个，姜块、葱结各10克

调料：盐、糖、味精、老抽、食用油各适量

做法：五花肉洗净，切块；鸡蛋煮熟去壳，加老抽卤入味；油锅放五花肉煸出油，下姜块、葱结，加盐、糖、味精、老抽调味，加水焖煮，加卤蛋烧至汤浓稠即可。

补充营养，促进肝细胞再生

材料：苦瓜1个，鸡蛋2个

调料：盐5克，食用油适量

做法：鸡蛋打散；苦瓜洗净切片，盛入碗内，加入盐腌渍5分钟，挤干水分；锅上火，加油烧热，下入苦瓜炒至呈绿色时，再下入鸡蛋炒匀，加少许盐调味即可。

西红柿炒鸡蛋

材料： 西红柿500克，鸡蛋2个
调料： 白糖10克，盐适量，淀粉5克，食用油适量

做法

①西红柿洗净，切成块；鸡蛋打散，加盐搅匀。②炒锅放油烧热，倒入鸡蛋炒成散块，盛出。③炒锅中再放些油，烧热后放入西红柿翻炒几下，再放入鸡蛋炒匀，加入白糖、盐，最后用淀粉勾芡即成。

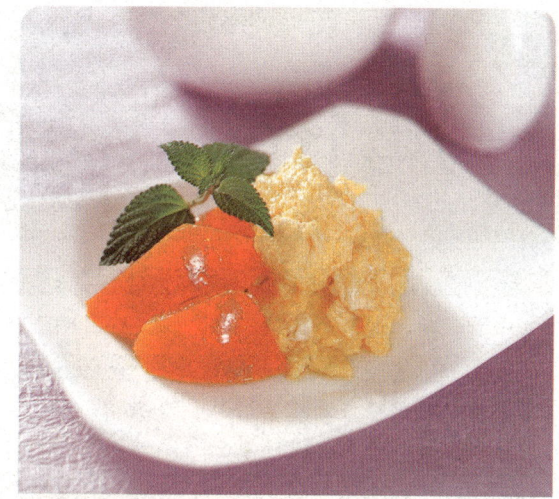

蒸水蛋

材料： 鸡蛋2个，葱花、香菜各少许
调料： 盐2克，酱油10毫升

做法

①鸡蛋打散，加入少许盐搅匀，再加入少许温水搅拌；香菜洗净切末。②锅中加水烧沸，放入鸡蛋隔水蒸20分钟。③至熟后取出，淋上酱油，撒上葱花、香菜，即可食用。

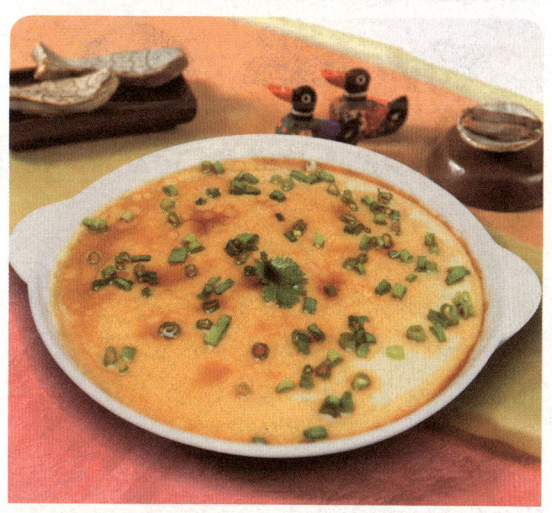

海带

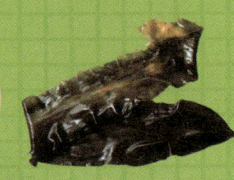

- **别名**：昆布、江白菜
- **性味**：性寒，味咸
- **归经**：归肝、胃、肾经

主打营养素

蛋白质、碘、钾、钙、钠、镁、铁、铜、硒、维生素A、藻多糖

养肝原理

海带是一种含碘量很高的海藻，含有褐藻酸钠盐、甘露醇等营养物质，它不仅可以降低胆固醇与脂肪的积聚，还可有效提高受损肝组织及肝细胞的修复。

应用指南

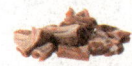 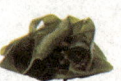 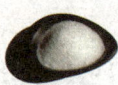 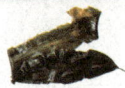 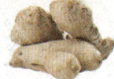

排骨　　海带　　味精　　　　干海带　　老姜

提高受损肝组织的修复能力

材料：排骨180克，海带30克
调料：盐2克，味精少许
做法：将排骨斩成小块，洗净余水；海带洗净，泡发后打结；将排骨、海带放入加了水的盅内，隔水蒸2小时，最后放盐、味精调味即可。

降低胆固醇，增强机体免疫力

材料：干海带1条，老姜5片
调料：盐适量
做法：海带泡发，洗净后切断；锅置火上，将海带段倒入锅中，锅中继续加老姜和适量清水，大火煮开后转小火煮约60分钟，调入盐拌匀，最后滤渣即可。

海带鱼片粥

材料： 鲑鱼80克，海带50克，油菜1株，大米100克

调料： 盐3克

做法

①海带泡发，洗净切小段；鲑鱼洗净，取肉切片；油菜洗净切长段。②锅中加入适量水煮沸，放入洗净的大米煮成粥。③将海带、鱼片加入，煮至鱼片熟透，放进油菜，加盐调味即可。

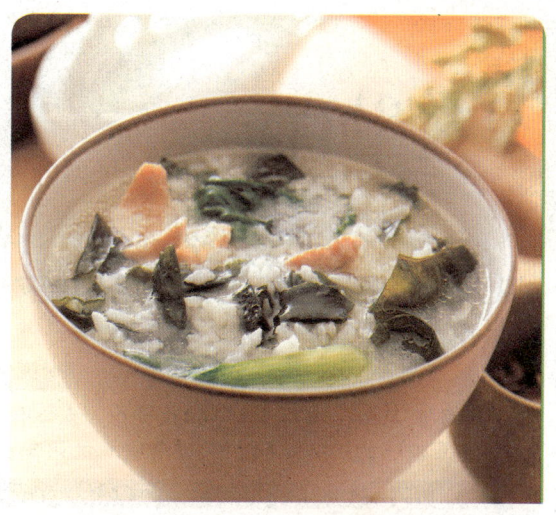

海带蛤蜊排骨汤

材料： 海带结200克，蛤蜊300克，排骨250克，胡萝卜块、姜片各适量

调料： 盐4克

做法

①蛤蜊入淡盐水吐沙后洗净。②排骨切块，汆去血水，冲净。③将排骨、姜、胡萝卜加8碗水煮沸，炖30分钟，下洗净的海带结续炖15分钟，待排骨熟烂，转大火入蛤蜊，待蛤蜊开口，加盐调味即可。

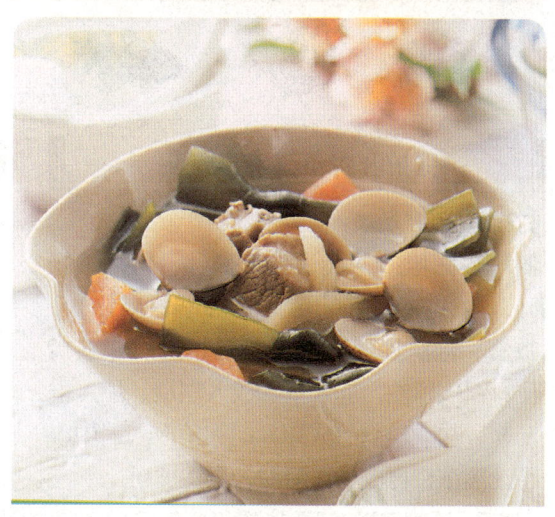

鲤鱼

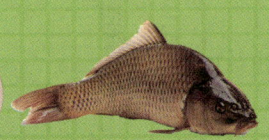

- **别名**：白鲤、黄鲤、赤鲤
- **性味**：性平，味甘
- **归经**：归脾、肾、肺经

主打营养素

蛋白质、脂肪、多种维生素、组织蛋白酶、钙、铁、磷、谷氨酸

养肝原理

鲤鱼含有氨基酸、维生素A、维生素D，还含有丰富的蛋白质，肝病患者食用能增强免疫功能，修复破坏的组织细胞，促进肝细胞的再生，保护肝脏不受病毒侵犯。

应用指南

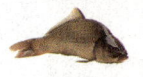 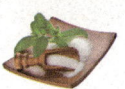 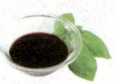 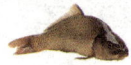 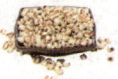 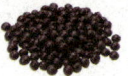

鲤鱼　　白糖　　醋　　　　鲤鱼　　薏米　　黑豆

保护肝脏不受病毒侵犯

材料：鲤鱼1条

调料：白糖100克，醋150毫升，料酒10毫升，盐3克，番茄酱15克，清油少许

做法：鲤鱼处理好，改花刀，入锅炸熟捞出；锅内留油，加入水，放入白糖、醋、番茄酱、盐、料酒熬成汁；把鲤鱼放入锅中，待汁熬浓，再放少许清油，出锅即可。

提供蛋白质，增强免疫力

材料：鲤鱼50克，薏米、黑豆、红豆各20克，大米50克，盐3克，葱花少许

调料：胡椒粉、料酒适量各适量

做法：大米、黑豆、赤小豆、薏米均用水浸泡；鲤鱼洗净，用料酒腌渍；锅里放大米、黑豆、红豆、薏米，加水煮至五成熟，入鱼肉煮至粥将成，加盐、胡椒粉，撒葱花即可。

豉油蒸鲤鱼

材料： 净鲤鱼300克，姜片20克，葱条15克，彩椒丝、姜丝、葱丝各少许

调料： 盐3克，胡椒2克，蒸鱼豉油15毫升，食用油适量

做法

①取蒸盘，摆上葱条、净鲤鱼、姜片，撒盐腌渍。②蒸盘放入蒸锅，大火蒸熟后取出。③撒上盐、彩椒丝、姜丝、葱丝、胡椒，浇上少许热油，淋入蒸鱼豉油即可。

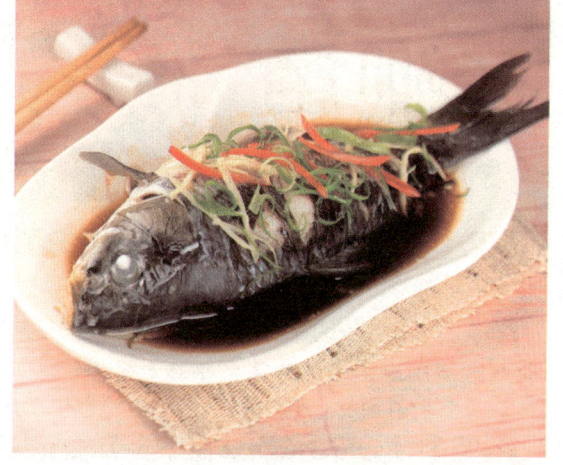

白菜鲤鱼猪肉汤

材料： 白菜叶200克，鲤鱼175克，猪肉片适量，葱花、姜片各3克，猪骨汤适量

调料： 盐4克，花椒4粒

做法

①鲤鱼洗净，切片。②净锅上火，倒入猪骨汤，调入盐、姜片、花椒，下入鲤鱼、猪肉烧开，再下入洗净的白菜叶。③小火煲至熟，撒上葱花即可。

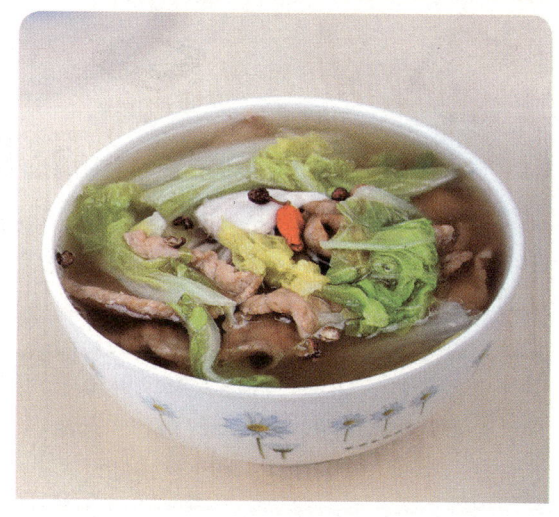

鲫鱼

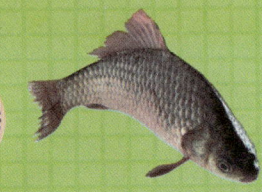

- **别名**：鲋鱼
- **性味**：性平，味甘
- **归经**：归脾、胃、大肠经

主打营养素
蛋白质、脂肪、钙、铁、锌、磷及多种维生素

养肝原理
鲫鱼肉质细嫩，味道鲜美，脂肪含量少，营养全面，并且含有大量的铁、钙等矿物质元素，具有开胃功效，在一定程度上可缓解肝病患者厌食、食欲不振的症状。

应用指南

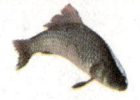 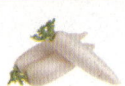 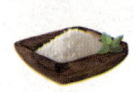 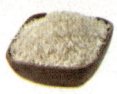 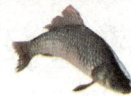 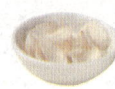

鲫鱼　　白萝卜　　盐　　　糯米　　鲫鱼　　百合

开胃养肝，缓解食欲不振

材料：鲫鱼500克，白萝卜100克，红椒丝、葱段各少许

调料：盐2克，味精、生抽、食用油各适量

做法：鲫鱼收拾干净，两面均横切几刀；白萝卜去皮洗净，切丝；油热入鲫鱼煎至变色，注水焖熟，再加萝卜丝、红椒丝；煮熟后加盐、生抽、味精调味，撒上葱段即可。

养肝护肝，减轻病痛

材料：糯米80克，鲫鱼50克，百合20克，姜丝、葱花各适量

调料：盐、味精各3克，料酒、芝麻油各适量

做法：鲫鱼用料酒腌渍去腥；百合洗净；锅里放入洗净的糯米，加水煮至五成熟，放入鱼肉、姜丝、百合煮至粥将成，加盐、味精、芝麻油调匀，撒上葱花即可。

葱焖鲫鱼

材料： 鲫鱼400克，长葱段150克

调料： 水淀粉15毫升，黄酒、酱油、鲜汤、味精、食用油各适量

做法

① 鲫鱼处理干净，切花刀。② 锅中注油烧热，下鲫鱼两面煎透。③ 放入长葱段煸出香味，加黄酒、酱油、鲜汤、味精，以中火烧10分钟，用水淀粉勾芡，出锅即可。

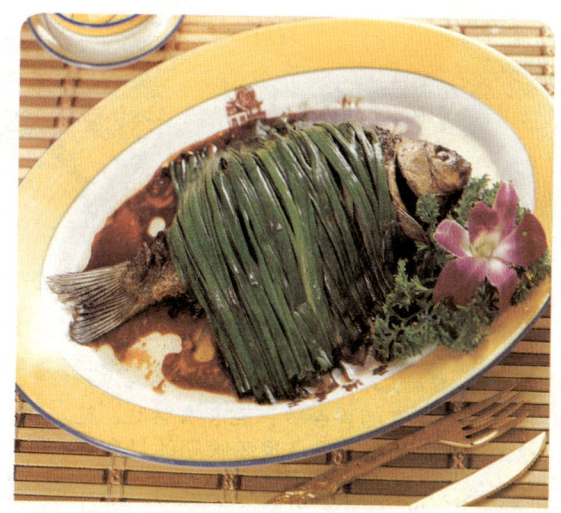

玉米煲鲫鱼汤

材料： 玉米段6个，净鲫鱼1条，排骨块50克，姜片10克，葱段5克

调料： 盐、鸡精各2克，食用油适量

做法

① 姜片入油锅爆香，放入净鲫鱼煎至呈金黄色取出。② 玉米段、排骨块焯水捞出。③ 煲锅放入排骨、鲫鱼、玉米、姜片、葱段，水沸后转小火煲1小时，加盐、鸡精拌匀即可。

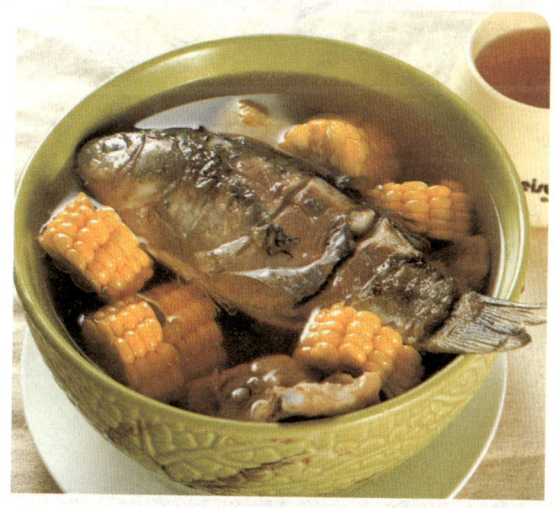

泥鳅

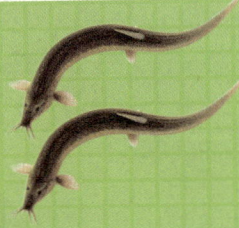

- 别名：鳅鱼、黄鳅
- 性味：性平，味甘
- 归经：归脾、肝经

主打营养素
蛋白质、脂肪、碳水化合物和钙、磷、铁等矿物元素以及大量的维生素

养肝原理
泥鳅含有丰富的蛋白质，还含有脂肪、钙、磷、铁等营养物质，它对肝炎及低蛋白血症所致的肝硬化腹水，以及肝癌晚期的严重腹水有一定的缓解作用。

应用指南

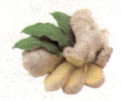 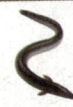 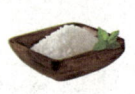 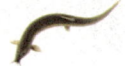 

生姜　　活泥鳅　　盐　　　　　　泥鳅　　蒜薹　　鸡精

缓解肝硬化、肝腹水

材料： 溪黄草30克，活泥鳅200克，生姜2片

调料： 盐适量

做法： 活泥鳅宰杀，去内脏洗净；溪黄草洗净；泥鳅、溪黄草与生姜同入锅，加入适量清水煮汤，小火煮2小时，加入适量盐调味即可。

补充营养，防治肝炎

材料： 泥鳅200克，蒜薹段、红椒圈各适量

调料： 盐3克，鸡精3克，料酒8毫升，生抽4毫升，淀粉50克，食用油适量

做法： 泥鳅收拾干净，加料酒、生抽、盐、淀粉抓匀，入油锅炸至酥脆；锅底留油，放入蒜薹段、红椒圈炒香，倒入泥鳅，淋入料酒翻炒，加生抽、盐、鸡精调味即可。

烧泥鳅

材料： 泥鳅250克，姜、香菜各适量
调料： 盐、辣椒油、辣椒粉、味精、食用油各适量

做法

①泥鳅洗净沥干；姜洗净切片；香菜洗净切段。②净锅放油烧热，下入泥鳅，加盐炒至变色，加入开水煮沸，放入辣椒油、姜片、辣椒粉，中火煮5分钟，调盐、味精，撒入香菜段即可。

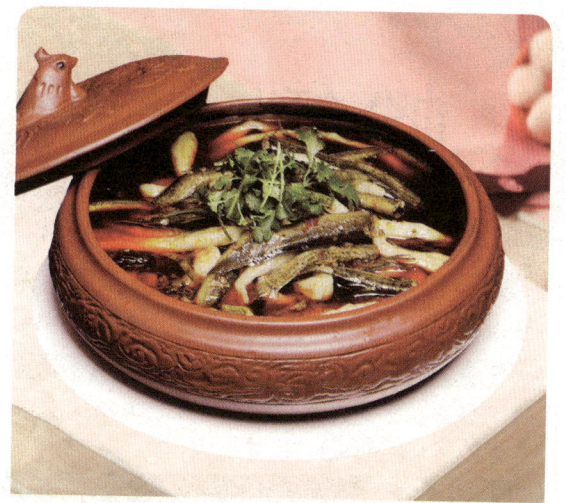

泥鳅芝麻粥

材料： 大米80克，泥鳅段50克，黑豆30克，黑芝麻5克，葱花、姜末、枸杞各适量
调料： 盐、料酒各适量

做法

①油锅烧热，放入泥鳅段翻炒，烹入料酒，加盐炒熟后盛出。②锅置火上，放入洗净的大米，加水煮至五成熟；放入泥鳅、黑豆、枸杞、姜末、黑芝麻煮至米粒开花。③加盐调匀，撒上葱花即可。

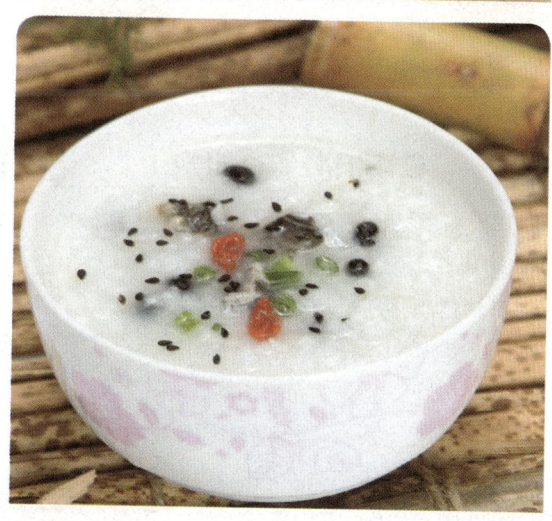

蛤蜊

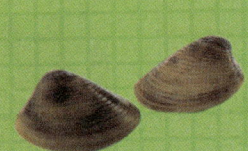

- **别名**：海蛤、文蛤、沙蛤
- **性味**：性寒，味咸
- **归经**：归胃经

主打营养素

蛋白质、脂肪、碳水化合物、碘、钙、磷、铁及多种维生素

养肝原理

蛤蜊含蛋白质多而含脂肪少，适合血脂偏高或高胆固醇的肝病患者用于滋补肝阴，是肝病患者的食疗佳品。

应用指南

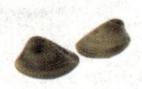 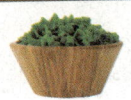 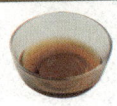 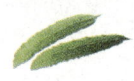 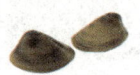 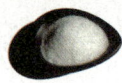

蛤蜊　　葱花　　料酒　　　　苦瓜　　蛤蜊　　味精

滋补肝阴，防治肝病

材料：蛤蜊450克，葱花、姜丝、红椒段、干椒段各3克

调料：料酒8毫升，盐3克，食用油适量

做法：蛤蜊洗干净，入冷水锅中煮至开口，再冲洗干净，沥干；油锅烧热，下姜丝、干椒段、红椒丝煸香，再放蛤蜊肉翻炒，加入葱花、料酒、盐，稍炒后盛入盘中。

降低血脂，降低胆固醇

材料：苦瓜1条，蛤蜊250克，姜、蒜各10克

调料：盐、味精各3克

做法：苦瓜洗净，剖开去籽，切成长条；姜、蒜切片；锅中加水烧开，下入洗净的蛤蜊煮至开壳后，捞出，冲凉水洗净，再将蛤蜊、苦瓜、姜片、蒜片加适量清水，以大火炖30分钟至熟后，加入盐、味精即可。

芦笋蛤蜊

材料： 蛤蜊300克，芦笋200克，红椒丝少许，高汤适量

调料： 盐、料酒、白糖、食用油各适量

做法

① 蛤蜊、芦笋处理干净，分别焯水捞出。② 油烧热，下蛤蜊、芦笋、红椒丝炒香，加高汤烧沸，撇去浮沫，加料酒，改小火炖5分钟至芦笋熟。③ 撒入盐、白糖调味，煮片刻即可。

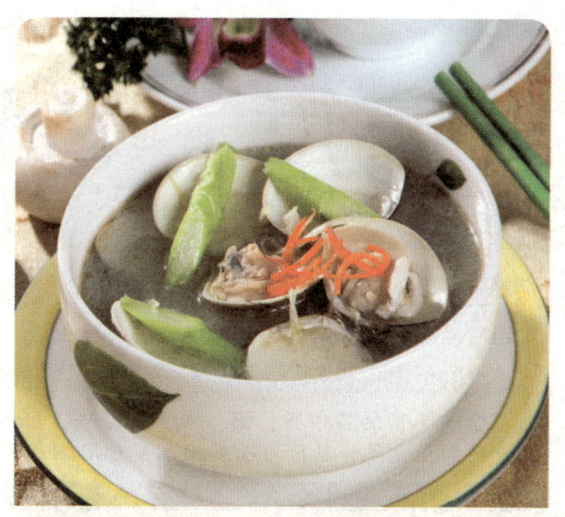

蛤蜊煮干丝

材料： 蛤蜊300克，豆皮100克，水发香菇50克，青、红椒、高汤各适量

调料： 盐3克，胡椒粉5克

做法

① 蛤蜊处理干净后氽烫；豆皮洗净切丝；香菇洗净切片；青、红椒洗净切丝。② 锅中倒入高汤烧开，放入蛤蜊、豆皮丝、香菇及青、红椒同煮至熟。③ 加入盐、胡椒粉调味，搅匀即可。

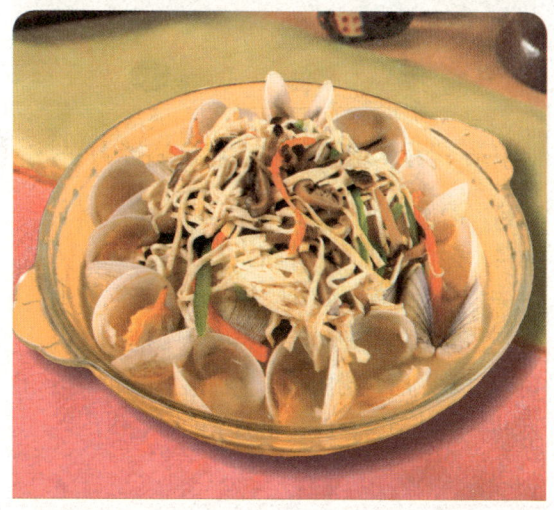

海蜇

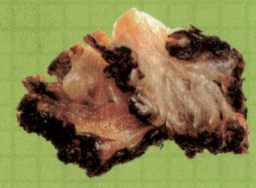

- **别名**：水母
- **性味**：性平，味咸
- **归经**：归肝、肾经

主打营养素

蛋白质、碳水化合物、钙、碘以及多种维生素

养肝原理

海蜇含有丰富的蛋白质、钙、碘、烟酸等，肝病患者适当食用，可保证机体内蛋白质及维生素的含量充足，从而可有效提高受损肝组织及肝细胞的修复能力。

应用指南

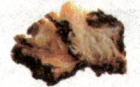 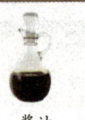   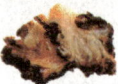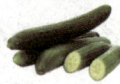

海蜇　　　生菜　　　酱油　　　　海蜇皮　　　黄瓜　　　白糖

补充营养，增强肝病患者抗病能力

材料：海蜇300克，生菜50克

调料：盐、酱油、芝麻油、醋各适量

做法：海蜇洗净，切块；生菜洗净；锅入水烧开，先将生菜焯熟后，捞出沥干摆盘，再将海蜇氽熟后，捞出沥干，加盐、酱油、芝麻油、醋拌匀后，放在生菜上即可。

补充维生素，帮助受损肝细胞恢复

材料：海蜇皮300克，黄瓜20克

调料：盐、味精、白糖、葱油、芝麻油、醋各适量

做法：先将海蜇皮切丝，再用冷开水洗净；黄瓜洗净切丝，用盐略腌，沥干；将海蜇丝、黄瓜丝加盐、味精、白糖、醋拌匀，浇上葱油、芝麻油拌匀即可。

鸡丝海蜇 (特别推荐)

材料：鸡肉100克，海蜇丝180克，香菜少许，葱花、姜丝各5克，

调料：盐3克，味精、辣椒油、芝麻油适量

做法

① 鸡肉洗净煮熟，撕成丝，放盐、味精拌匀。② 海蜇丝洗净，稍焯捞出，放清水中泡约1小时。③ 用香菜、葱花、姜丝、辣椒油、芝麻油和海蜇丝拌匀，再将鸡丝放置在海蜇丝上摆好即可。

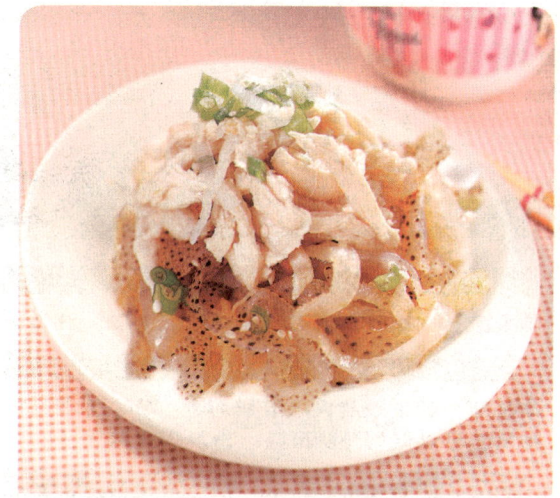

黄花菜拌海蜇 (特别推荐)

材料：海蜇200克，黄花菜100克，红辣椒少许

调料：盐3克，味精1克，醋8毫升，生抽10毫升，芝麻油15毫升

做法

① 红辣椒切丝。② 锅内注水烧沸，放入海蜇、黄花菜焯熟后，捞出沥干并装入碗中，再放入红椒丝。③ 向碗中加入盐、味精、醋、生抽、芝麻油拌匀后，装盘即可。

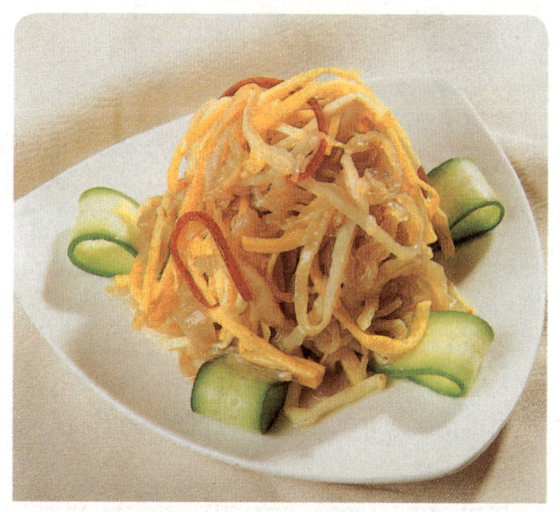

苹果

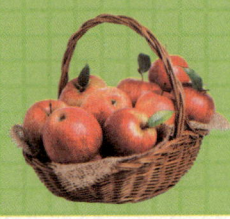

- **别名**：频婆、奈、沙果、林檎
- **性味**：性凉，味甘、微酸
- **归经**：归脾、肺经

主打营养素

苹果酸、柠檬酸、酒石酸、鞣酸、果胶、纤维素、B族维生素、维生素C及微量元素

养肝原理

苹果所含的果胶能促进肝脏解毒，而从苹果中提取出的具有抗氧化、抑制肿瘤细胞增殖的物质，可以起到预防肝癌、清肝泻火的作用。

应用指南

  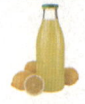 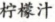

苹果　　红砂糖　　柠檬汁

 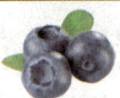 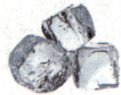

苹果　　蓝莓　　冰块

清肝泻火，预防肝癌

材料：苹果100克，花豆120克
调料：红砂糖15克，柠檬汁3毫升
做法：花豆泡水8小时，放入开水中煮熟，捞起沥干备用；苹果削皮，洗净，切丁，放入500克温开水，倒入柠檬汁备用；捞出苹果丁放入盘中，加入花豆、红砂糖，拌匀即可。

促进肝脏解毒功能

材料：苹果1/2个，蓝莓70克
调料：柠檬汁30毫升，冰块适量
做法：苹果用水洗净，带皮切成小块；蓝莓洗净；把蓝莓、苹果、柠檬汁和温开水、冰块放入果汁机内，搅打均匀，再将果汁倒入杯中即可。

吉士苹果圈

材料: 苹果1个,面粉250克,泡打粉、吉士粉各10克

调料: 淀粉30克,白糖20克,食用油适量

做法

① 将白糖、吉士粉、面粉、泡打粉、生粉放入碗中,加水和匀制成面糊。② 苹果洗净切片,用圆环压成环形,放入调好的面糊中,均匀裹上一层面糊,再放入烧热的油锅中,炸至两面皆金黄色,捞出即可。

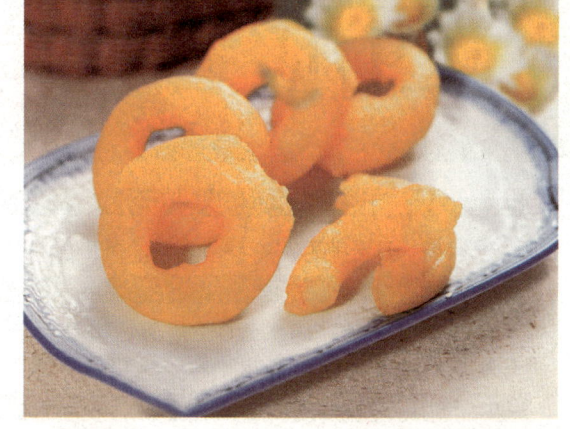

奇味苹果蟹

材料: 苹果1个,大蟹1只,上汤300毫升

调料: 生粉少许,盐4克,鸡精2克,糖10克,水淀粉15毫升,苹果醋10毫升,食用油适量

做法

① 将蟹收拾干净,用盐、鸡精稍腌,拍生粉后放热油锅炸香。② 苹果切粒放锅中,倒上汤,加苹果醋煮沸。③ 调入糖、盐、鸡精勾芡后,淋在盘中的蟹上即可。

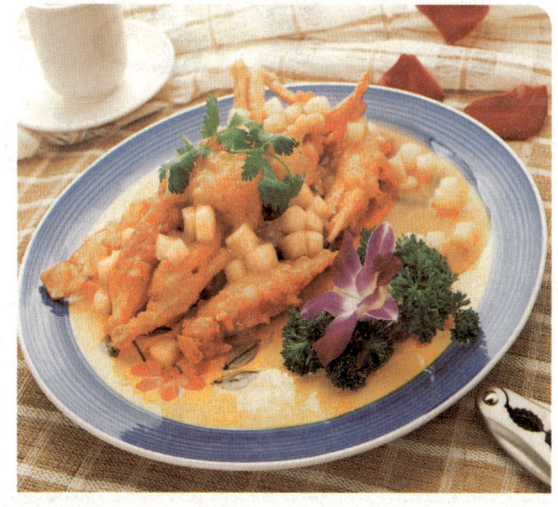

西瓜

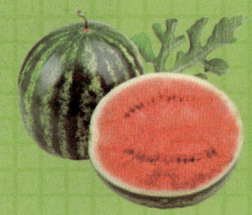

- **别名**：寒瓜、夏瓜
- **性味**：性寒，味甘
- **归经**：归心、胃、膀胱经

主打营养素

糖、蛋白质、B族维生素、维生素C、有机酸及钙、铁、磷等矿物质

养肝原理

西瓜含有大量果糖、维生素C等物质，有利于肝细胞的修复和再生；西瓜所含的糖和盐能够利尿，减少体内胆色素的含量，起到清肝泻火、利尿通便的作用。

应用指南

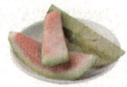 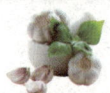 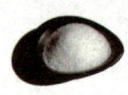 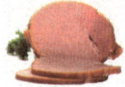 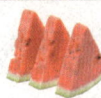 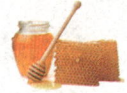

西瓜皮　　蒜　　味精　　　　火腿　　西瓜　　蜂蜜

清肝泻火，利尿通便

材料：西瓜皮500克，蒜蓉2克

调料：盐8克，味精5克，芝麻油15毫升，花椒2克，红油10毫升

做法：西瓜皮洗净，切细条，加少许盐、凉开水，腌一会儿挤干水分；花椒洗净；芝麻油烧热加花椒炸香，用漏勺去花椒，将热油淋在西瓜丝上，撒上味精、红油拌匀即可。

补充维生素，修复受损肝细胞

材料：火腿（带皮的）500克，西瓜500克

调料：柠檬汁少许，蜂蜜100克，砂糖200克

做法：火腿切块，西瓜扣圆珠；火腿块加蜂蜜、砂糖装碗，加水，入锅，用中火蒸1小时，取出，把碗中的水倒一部分入锅中，再加入柠檬汁，勾薄芡，淋在火腿上，用西瓜圆珠伴边即可。

乡间西瓜烙

材料： 糯米粉、西瓜各适量
调料： 白糖、色拉油适量

做法

①西瓜取肉，切成中粗条。②将西瓜与糯米粉、白糖混匀。③平底锅中倒入一些色拉油，油烧热后放入已拌好的西瓜摊平，煎炸成两面金黄色后取出，切成块状，装盘即可。

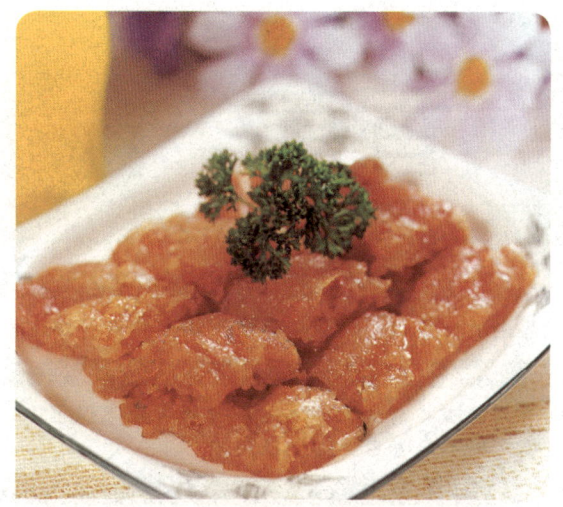

西瓜炒鸡蛋

材料： 西瓜100克，鸡蛋3个，葱花10克
调料： 盐3克，生抽、芝麻油各10毫升，食用油适量

做法

①鸡蛋加盐，用筷子沿顺时针方向搅拌均匀；西瓜用挖球器挖成小球。②炒锅上火，下油烧至六成热，下鸡蛋炒散，炒至金黄色，下入西瓜炒匀。③再放入盐、生抽、芝麻油调味，撒上葱花，盛盘即可。

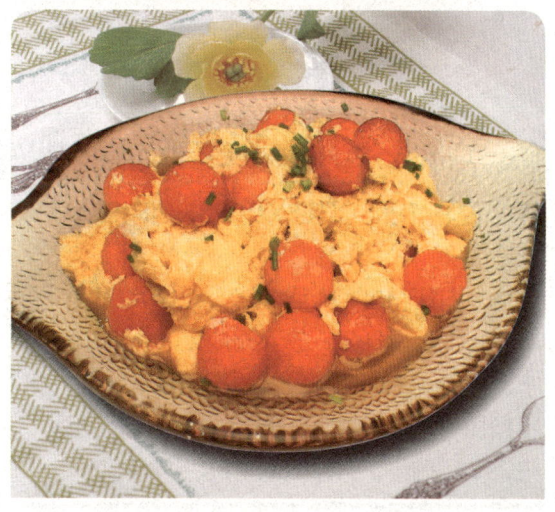

香蕉

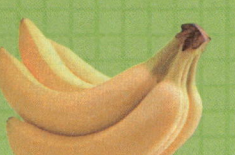

- 别名：蕉果
- 性味：性寒，味甘
- 归经：归脾、胃、大肠经

主打营养素

蛋白质、果胶、钙、磷、铁、胡萝卜素、维生素B_1、维生素B_2、维生素C、粗纤维

养肝原理

香蕉含有丰富的营养成分，食用香蕉不仅可以促进肝功能的恢复，而且还能在一定程度上增强肝病患者自身的免疫能力。

应用指南

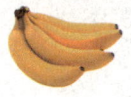 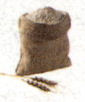 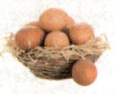 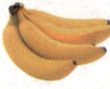 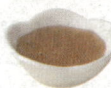 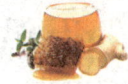

香蕉　　面粉　　鸡蛋　　　　　香蕉　　麦芽糖　　蜂蜜

补充营养，提高免疫力

材料：香蕉1根，面粉300克，鸡蛋1个，葱花适量

调料：白糖、盐、味精各3克，食用油适量

做法：把鸡蛋打匀，放入捣成泥的香蕉，加水、面粉调成面糊，放入葱花、盐、味精、白糖搅匀；油锅烧热，放油，将面糊倒入锅内，然后摊薄，两面煎至金黄色即可。

辅助肝脏代谢废物排出

材料：香蕉150克，麦草汁320毫升

调料：麦芽糖5克，蜂蜜5克

做法：香蕉去皮，切成均匀的小段；将麦草汁、蜂蜜、麦芽糖一起放入碗中，不断搅拌调匀，最后加入去皮、切段的香蕉即可。

香蕉船

材料： 香蕉1根，雪糕球3个，苹果、西瓜粒、威化饼干各少许

做法
① 将准备好的一整根香蕉对半剖开，剥去外皮，待用。② 雪糕球放置船形器皿内，香蕉置于船的两边，让香蕉夹住雪糕球。③ 在香蕉和雪糕球上撒上苹果、西瓜粒，插上威化饼干即可。

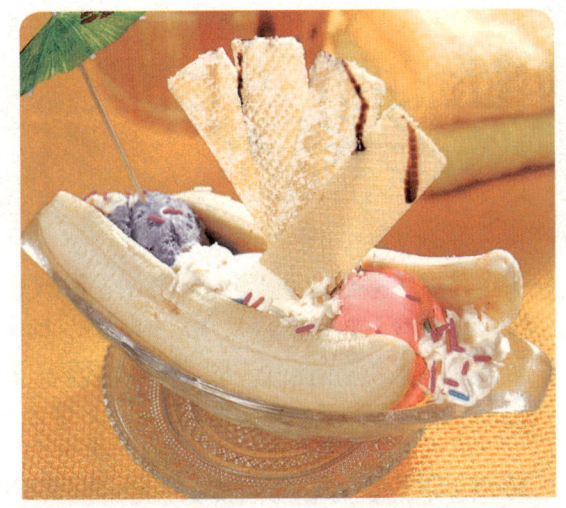

脆皮香蕉

材料： 香蕉1根，吉士粉10克，面粉250克
调料： 淀粉30克，泡打粉10克，白糖20克，食用油适量

做法
① 将白糖、吉士粉、面粉、泡打粉、淀粉放入碗中，加入水和匀制成面糊。② 香蕉去皮切段。③ 放入调好的面糊中，均匀裹上一层面糊，放入烧热的油锅中，炸至金黄色捞出即可。

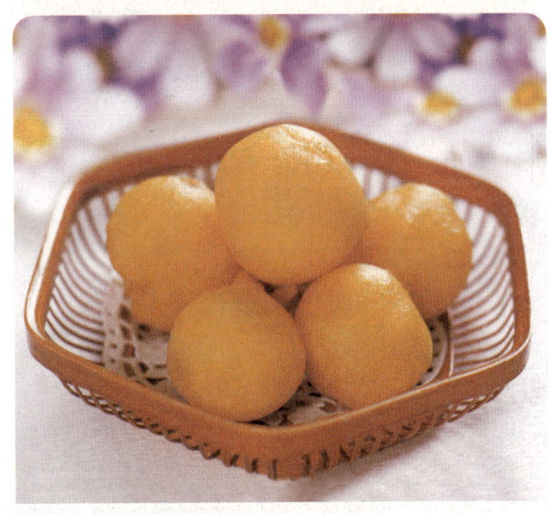

梨

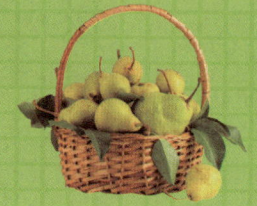

- **别名**：沙梨、白梨
- **性味**：性寒，味甘、微酸
- **归经**：归肺、胃经

主打营养素

蛋白质、脂肪、碳水化合物、镁、硒、钾、维生素及膳食纤维

养肝原理

梨含有丰富的蛋白质、碳水化合物、粗纤维和多种维生素，有保肝和帮助消化的作用，对于肝炎、肝硬化患者来说，经常食用梨有滋补肝阴的好处。

应用指南

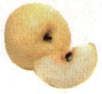 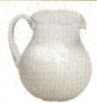 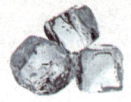

梨　　　鲜奶　　　冰块

帮助消化，保肝

材料：梨2个，鲜奶100毫升

调料：蜂蜜15克，冰块适量

做法：将梨洗净切开，去皮、核；将梨块放入榨汁机中，榨成汁，再在梨汁中加入鲜奶、蜂蜜、冰块，一起倒入搅拌机中拌匀即可。

 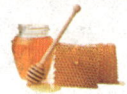

梨子　　　沙田柚　　　蜂蜜

滋补肝阴，防治肝炎

材料：新鲜梨子1个，新鲜沙田柚1/2个

调料：蜂蜜1大匙

做法：将梨子洗净，去皮，去核，切成块；沙田柚去皮，切成块；将梨子和沙田柚放入榨汁机，榨出汁液，再向果汁中加一大匙蜂蜜，拌匀即可。

菊花桔梗雪梨汤

材料：甘菊5朵，桔梗5克，雪梨1个
调料：冰糖1小匙

做法

① 甘菊、桔梗洗净入锅，加2碗水煮开，转小火煮10分钟，去渣留汁。② 药汁中加入冰糖和匀，盛起待凉。③ 梨子洗净削皮，取梨肉切丁，加入已凉的药汁中即可。

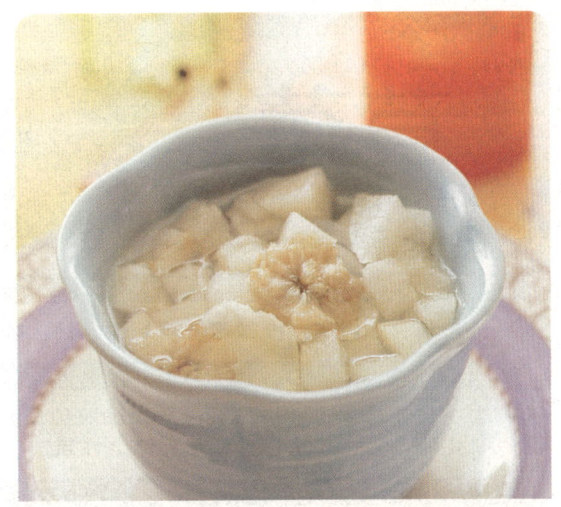

西洋梨蛋黄布丁

材料：西洋梨1个，胡萝卜丁50克，麦粉1匙，牛奶60毫升，蛋黄2个

做法

① 西洋梨洗净，切开后取半个，去皮、核后，再用研磨器磨成泥状备用。② 将麦粉、牛奶先搅拌均匀后，再加入蛋黄、西洋梨泥、胡萝卜丁拌匀，放入容器中。③ 用中火蒸约10分钟至熟即可。

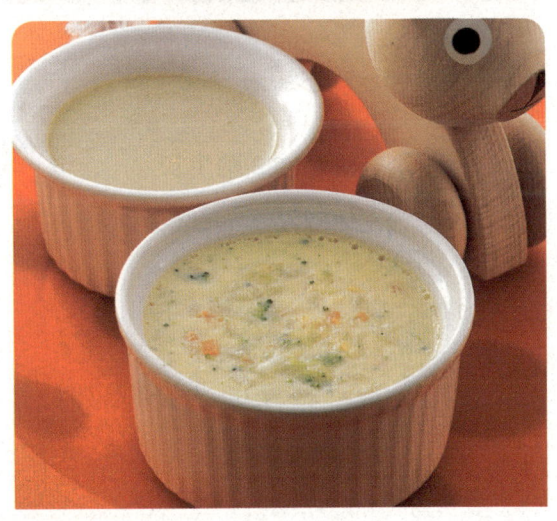

草莓

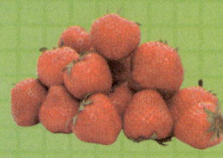

- **别名**：洋莓果、红莓、蛇莓、鸡冠果、蚕莓
- **性味**：性凉，味甘、酸
- **归经**：归肺、脾经

主打营养素

果糖、蔗糖、蛋白质、柠檬酸、苹果酸、钙、磷、铁、钾及多种维生素

养肝原理

草莓含有抗癌成分，可抑制肝癌肿瘤细胞的生长；草莓有祛火、解暑、清热的功效，肝火比较旺盛的人，吃点草莓可以起到降火作用。

应用指南

 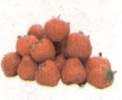 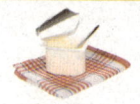 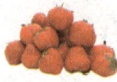 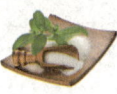 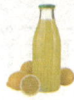

沙田柚　草莓　酸奶　　草莓　砂糖　柠檬汁

抑制肝癌肿瘤细胞生长

材料：新鲜沙田柚100克，新鲜草莓20克，酸奶200毫升

做法：将沙田柚去皮、核，切成小块；草莓洗干净，去蒂，切成大小适当的小块；将新鲜沙田柚、新鲜草莓、酸奶放入搅拌机内搅打成汁即可。

泻肝火，改善营养

材料：草莓200克，奶油250克，吉利丁片5片，蛋糕2片

调料：糖50克，柠檬汁适量

做法：将草莓、糖、柠檬汁、清水打匀；吉利丁片溶化，加草莓汁、奶油拌为慕斯馅；将1片蛋糕倒一半慕斯馅，撒草莓丁，再铺另1片蛋糕，倒剩余慕斯馅及草莓丁即可。

草莓塔

材料： 奶油170克，糖粉100克，低筋面粉330克，蛋液、厚面皮、草莓、梨、镜面果胶各适量，奶油布丁馅1000克

做法

①将奶油、糖粉拌打后，分次加入蛋液拌匀，再拌入面粉，入冰箱冷藏。②取厚面皮，放入塔模中压实。③用叉子在塔皮部戳洞，烤至表面金黄，将布丁馅适量填入塔皮中，摆上水果，刷上果胶即可。

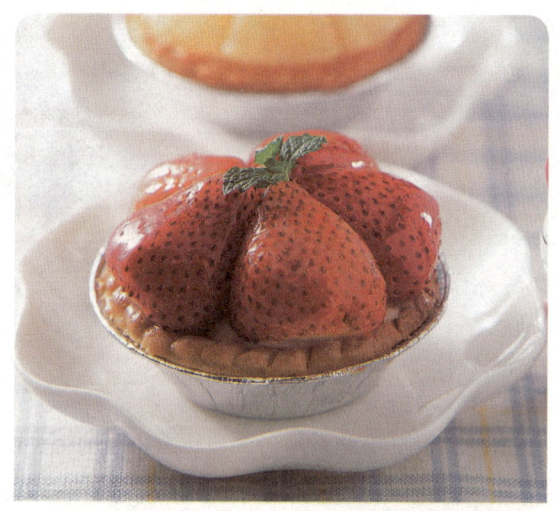

优格土豆铜锣烧

材料： 土豆50克，草莓2颗，芒果1/2个，蓝莓3颗，低筋面粉150克，鸡蛋2个

调料： 沙拉油10克，泡打粉2克，蜂蜜20克，优格、盐各适量

做法

①土豆蒸熟压泥；芒果挖成球。②鸡蛋加低筋面粉、沙拉油、水、泡打粉、盐拌匀，煎成铜锣烧，铺土豆泥，摆上芒果、草莓，淋上蜂蜜、优格，放上蓝莓即可。

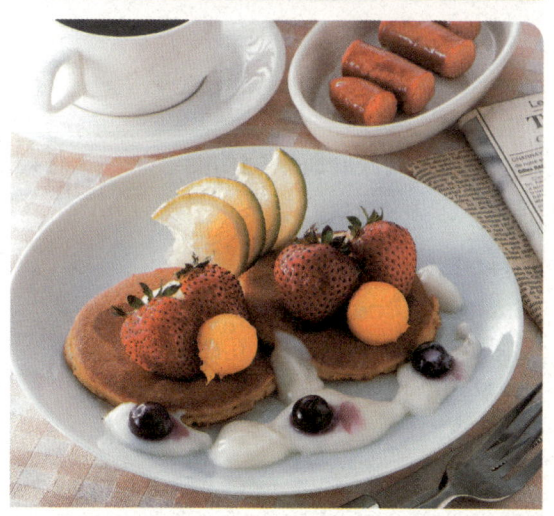

葡萄

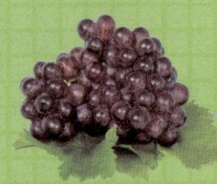

- **别名**：草龙珠、山葫芦、蒲桃
- **性味**：性平，味甘、酸
- **归经**：归肺、脾、肾经

主打营养素

胡萝卜素、维生素B_1、维生素B_2、烟酸、维生素C、酒石酸、草酸、柠檬酸、苹果酸

养肝原理

葡萄中所含的多酚类物质是天然的自由基清除剂，具有很强的抗氧化活性，可以有效地调整肝脏细胞的功能，抵御或减少自由基对它们的伤害。

应用指南

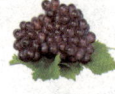 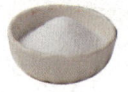 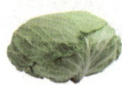 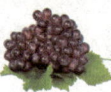 

葡萄　　白糖　　　　　　包菜　　葡萄　　柠檬

调整肝脏细胞功能

材料：葡萄200克

调料：白糖1小匙

做法：葡萄洗净，去皮、籽，把葡萄、白糖和适量清水一起放入榨汁机内，搅打榨取果汁；然后，把榨好的葡萄汁倒入杯中即可。

增强肝脏细胞抗氧化活性

材料：包菜120克，葡萄80克，柠檬1个

调料：冰块少许

做法：将包菜、葡萄洗净；柠檬洗净后切片；用包菜叶把葡萄包起来，将包菜叶包好的葡萄与柠檬、冰块一起放入榨汁机，榨出汁装杯即可。

葡萄菠菜汁

材料： 葡萄15颗，菠菜100克，西芹60克，梅汁10克

做法

① 将葡萄洗净，去皮，去籽；菠菜洗净，切成段；西芹洗净后切成段。② 将葡萄和切好的菠菜、西芹加冷开水一起放入榨汁机中，榨出果汁。③ 倒入杯中，再加梅汁搅拌均匀即可。

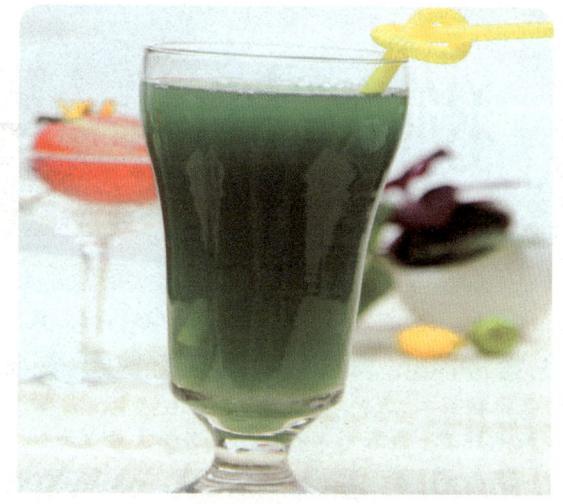

葡萄鲜奶蜜汁

材料： 葡萄150克，鲜奶15毫升
调料： 蜂蜜5克

做法

① 葡萄洗净，去皮与籽；将鲜奶倒入碗中，不断均匀搅打，直至起泡。② 将葡萄、起泡的鲜奶一起倒入榨汁机，榨出汁。② 装杯，加入蜂蜜即可饮用。

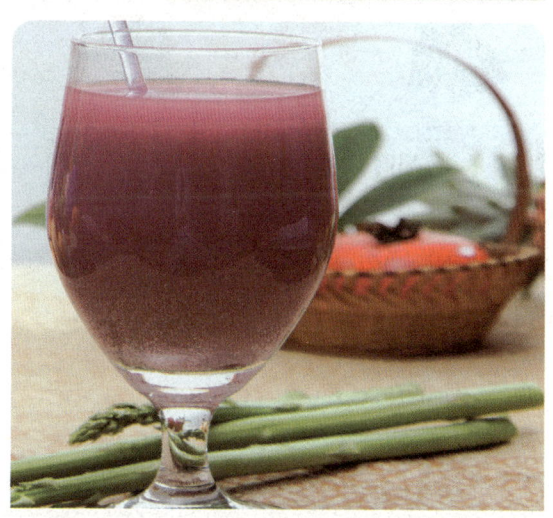

猕猴桃

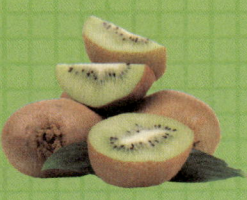

- **别名**：狐狸桃、野梨、洋桃、藤梨、猴仔梨
- **性味**：性寒，味甘、酸
- **归经**：归胃、膀胱经

主打营养素

维生素、脂肪、蛋白质、钙、磷、铁、镁、果胶

养肝原理

猕猴桃含有丰富的维生素C、维生素E、胡萝卜素等，可强化免疫系统，起到清热消炎、解毒杀菌、清肝泻火的作用，有助于修复肝病患者受损的肝细胞，从而增强抵抗力。

应用指南

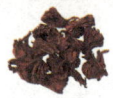 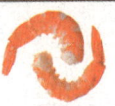 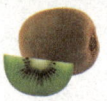　　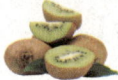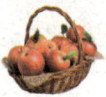

洛神花　虾仁　猕猴桃　　　猕猴桃　苹果　柠檬

增强肝病患者的抗病能力

材料：洛神花10克，熟虾仁70克，猕猴桃70克，洋香瓜80克
调料：优酪乳8克，沙拉酱7克
做法：洛神花洗净，和200毫升水同煮至水剩下约50毫升，取20毫升和优酪乳、沙拉酱拌匀，作为调味酱；猕猴桃、洋香瓜洗净切丁，和熟虾仁同摆入盘，淋上调味酱即可。

解毒杀菌，清肝泻火

材料：猕猴桃2个，苹果1/2个，柠檬1/3个
做法：猕猴桃洗净，去皮，切块；苹果洗净，去皮、核，切块；柠檬洗净后切片；把猕猴桃、苹果、柠檬和水一起放入榨汁机中，搅打均匀，倒入杯中，冷藏即可。

猕猴桃汁

材料： 猕猴桃3个，柠檬1/2个，冰块1/3杯

做法

① 猕猴桃用清水洗净，去皮，每个猕猴桃切成大小均匀的4块；柠檬洗净后切片。② 在榨汁机中放入柠檬片、猕猴桃和冰块，搅打均匀。③ 把果汁倒入杯中，装饰上柠檬片即可。

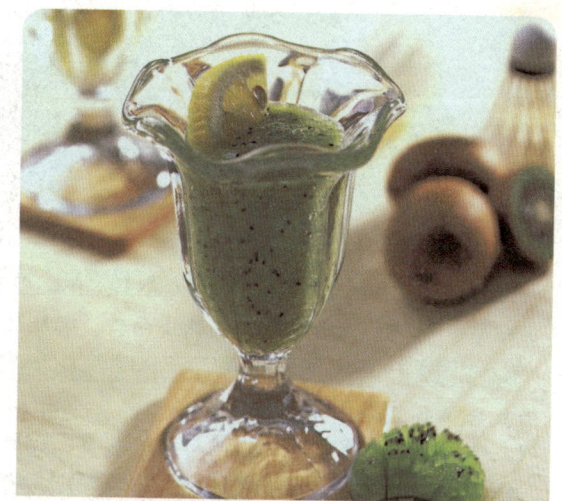

水果金枪鱼派

材料： 猕猴桃70克，全麦吐司25克，水煮金枪鱼肉35克，红椒圈适量

做法

① 全麦吐司对切成四等份；猕猴桃洗净、去皮，切成8片小圆片备用。② 全麦吐司入盘，将水煮金枪鱼肉分别平铺在猕猴桃上面，再铺上另4片猕猴桃。③ 点缀少许红椒即可。

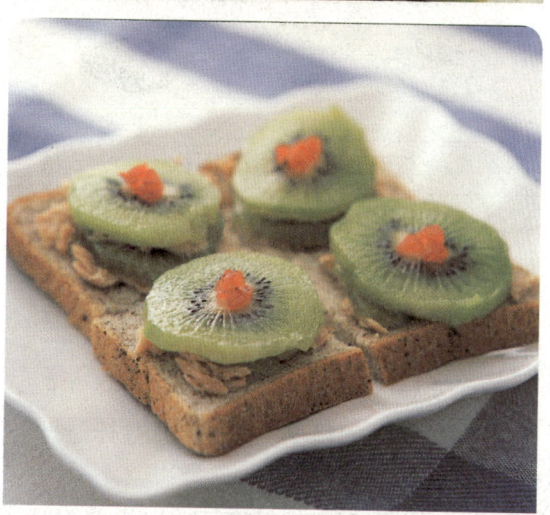

绿豆

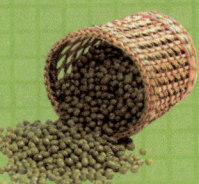

- **别名**：青小豆
- **性味**：性凉，味甘
- **归经**：归心、胃经

主打营养素

蛋白质、脂肪、碳水化合物、球蛋白类、磷脂酸及多种矿物质

养肝原理

绿豆含有香豆素、生物碱、植物甾醇、皂苷和胰蛋白酶抑制剂等，可以增强机体免疫能力，增加吞噬细胞的数量，起到清热解毒、疏肝理气、清肝泻火的作用。

应用指南

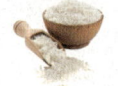 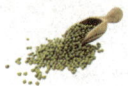 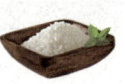 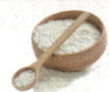 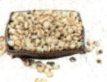 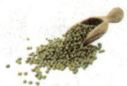

大米　　绿豆　　盐　　　　　　大米　　薏米　　绿豆

疏肝理气，清肝泻火

材料：大米50克，绿豆30克

调料：盐适量

做法：将大米和绿豆混合均匀，洗净后再放入清水中浸泡10小时；锅置火上，倒入适量清水，放入大米、绿豆，先用大火煮开，再改用小火熬煮，煮至软烂，最后加盐拌匀调味即可。

清利肝胆湿热，缓解病症

材料：大米60克，薏米40克，玉米粒、绿豆各30克

调料：盐2克

做法：大米、薏米、绿豆均泡发洗净；玉米粒洗净；锅置火上，倒入适量清水，放入大米、薏米、绿豆，以大火煮至开花；加入玉米粒煮至浓稠状，调入盐拌匀即可。

绿豆三仁小米粥

材料： 绿豆30克，花生仁、核桃仁、杏仁各20克，小米70克

调料： 白糖4克

做法

① 小米、绿豆均泡发洗净；花生仁、核桃仁、杏仁均洗净。② 锅置火上，加入适量清水，放入所有上述材料，开大火煮开。③ 再转中火煮至粥呈浓稠状，调入白糖拌匀即可。

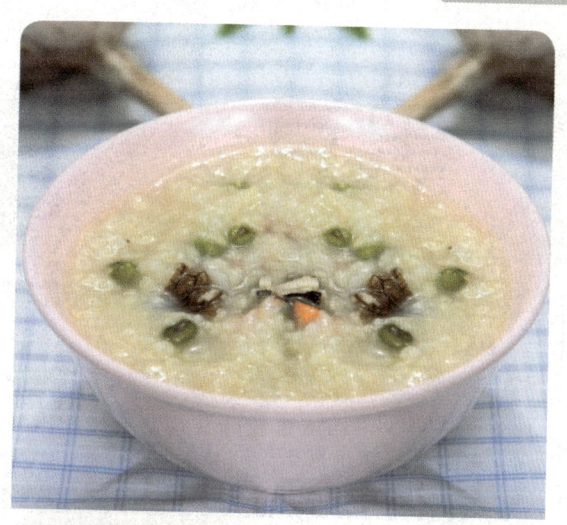

绿豆莲子百合粥

材料： 绿豆40克，莲子、百合、红枣各适量，大米50克，葱适量

调料： 白糖适量

做法

① 大米、绿豆泡发洗净；莲子去心洗净；红枣、百合均洗净，切片；葱洗净，切花。② 锅中倒入清水，放入大米、绿豆、莲子一同煮开。③ 加入红枣、百合同煮至浓稠状，调入白糖拌匀，撒上葱花即可。

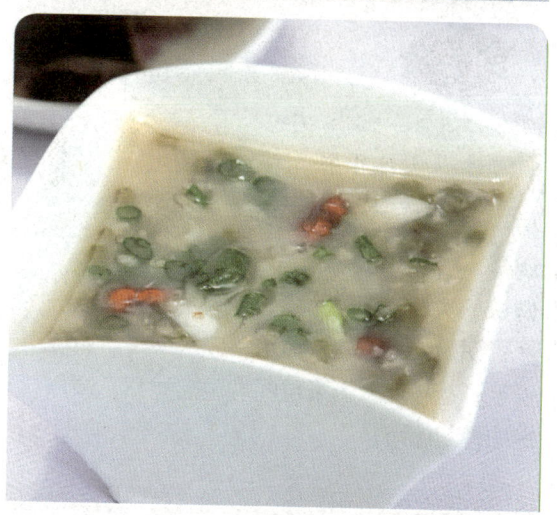

黑豆

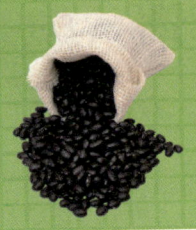

- **别名**：乌豆、黑大豆、稽豆、马料豆
- **性味**：性平，味甘
- **归经**：归心、肝、肾经

主打营养素

蛋白质、维生素和矿物质

养肝原理

黑豆是一种高蛋白低热量的食物，有抑制人体吸收胆固醇、降低血液中胆固醇含量的作用，肝病患者食用黑豆，可解表清热、养血平肝、补肾壮阴。

应用指南

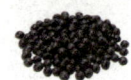 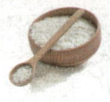 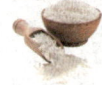 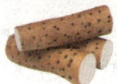 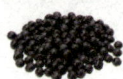

黑豆　　玉米粒　　大米　　　　　大米　　山药　　黑豆

养血平肝，补肾壮阴

材料：黑豆、玉米粒各30克，大米70克

调料：白糖3克

做法：大米、黑豆均泡发洗净；玉米粒洗净，锅置火上，倒入清水，放入大米、黑豆煮至开花；加入玉米粒同煮至浓稠状，调入白糖拌匀即可。

降低胆固醇，保肝护肝

材料：大米60克，山药、黑豆、玉米粒各适量，薏米30克，葱花8克

调料：盐2克

做法：大米、薏米、黑豆、玉米粒泡发洗净；山药洗净去皮，切丁；锅中放入大米、薏米、黑豆、玉米粒，大火煮开花，加入山药丁煮至浓稠，调入盐，撒上葱花即可。

桂圆黑豆姜丝粥

材料： 桂圆肉20克，黑豆30克，大米70克，姜、葱各8克
调料： 盐2克

做法

①大米、黑豆均泡发洗净；桂圆肉洗净；姜洗净，切丝；葱洗净，切花。②锅置火上，倒入清水，放入大米、黑豆，大火煮开。③加入桂圆肉、姜丝同煮至浓稠状，调入盐拌匀，撒上葱花即可。

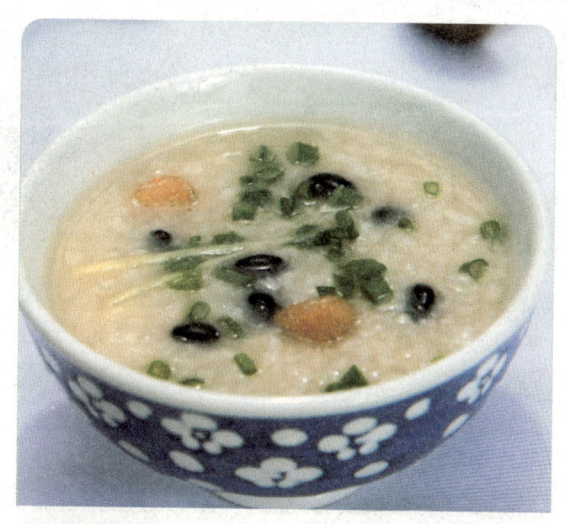

黑豆山楂米粥

材料： 大米70克，山楂20克，黑豆30克
调料： 白糖3克

做法

①大米、黑豆均洗净，泡发；山楂洗净，去核，切成薄片。②锅置火上，加入清水，放入大米、黑豆煮至米、豆均绽开。③加入山楂同煮至浓稠状，调入白糖拌匀即可。

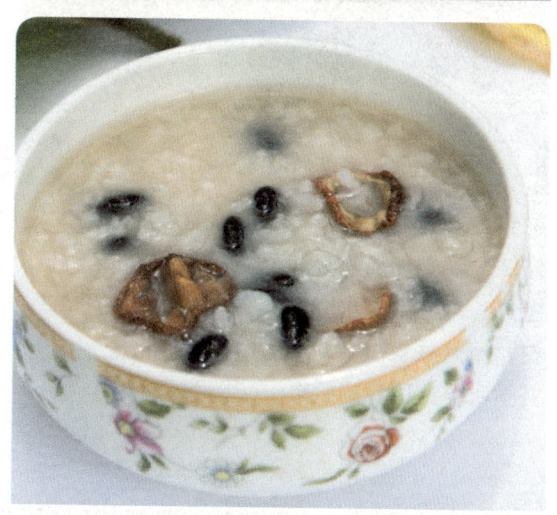

红枣

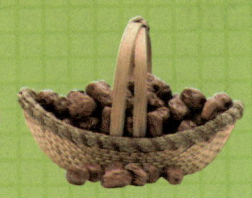

- **别名**：干枣、美枣、良枣
- **性味**：性温，味甘
- **归经**：归脾、胃经

主打营养素

蛋白质、脂肪、醣类、有机酸、维生素A、维生素C

养肝原理

红枣中含有三萜类化合物，可抑制肝炎病毒的活性，提高体内单核吞噬细胞系统的吞噬功能，有保护肝脏、增强免疫力的作用。

应用指南

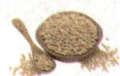 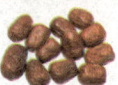 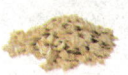

黄豆　　　红枣　　　燕麦片

补充营养，抑制肝炎病毒活性

材料：黄豆40克，红枣20克，燕麦片10克

做法：黄豆加清水浸泡至变软，洗净，捞出备用；红枣用温水洗净，去核切丁；将所有材料倒入豆浆机中，加适量清水搅打成浆，并煮沸，最后滤出豆浆，装杯即可。

 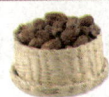 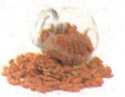

红米　　　红枣　　　枸杞

补血养肝，增强免疫力

材料：红米80克，红枣、枸杞各适量

调料：红糖10克

做法：红米洗净泡发；红枣洗净，去核，切成小块；枸杞洗净，用温水浸泡至回软备用；锅置火上，倒入适量清水，放入红米煮开，再加入红枣、枸杞、红糖同煮至浓稠状即可。

红枣杏仁粥

材料: 红枣15克,杏仁10克,大米100克
调料: 盐2克
做法

① 大米洗净,泡发30分钟后,捞出沥干备用;红枣洗净,去核,切成小块;杏仁泡发,洗净。② 锅置于火上,倒入适量清水,放入大米,以大火煮至米粒开花。③ 加入红枣、杏仁同煮至浓稠状,调入盐拌匀即可。

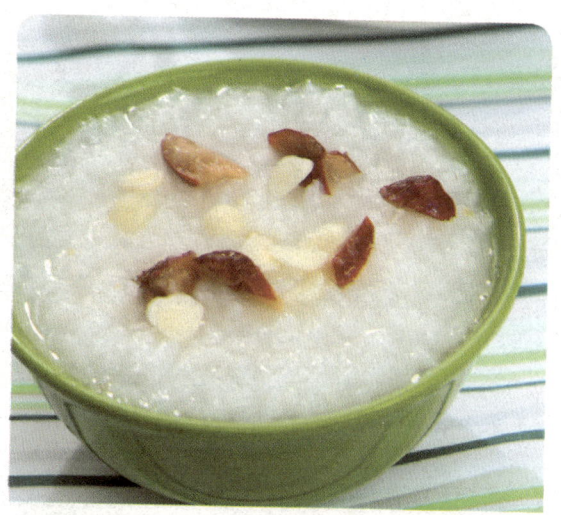

花生红枣大米粥

材料: 花生米30克,红枣20克,大米80克,葱8克
调料: 白糖3克
做法

① 大米泡发,洗净;花生米洗净;红枣洗净,去核,切成小块;葱洗净,切花。② 锅置火上,倒入清水,放入大米、花生米煮开。③ 再加入红枣同煮至粥呈浓稠状,调入白糖拌匀,撒上葱花即可。

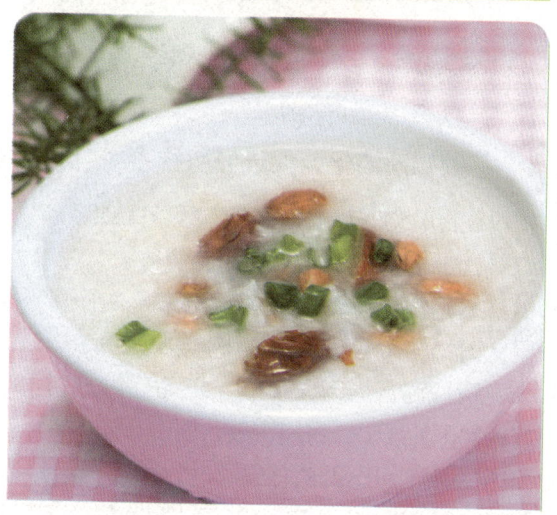

玉米

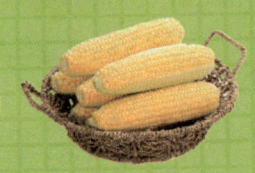

- **别名**：苞米、包谷、珍珠米
- **性味**：性平，味甘
- **归经**：归脾、肺经

主打营养素

蛋白质、脂肪、碳水化合物、胡萝卜素、B族维生素、维生素E及丰富的钙、铁、铜、锌

养肝原理

玉米中含有一种称为"谷胱甘肽"的抗癌成分和硒元素，可催化自由基的还原，使化学致癌物质失去其致癌活性，对肝病及癌症都有好处。

应用指南

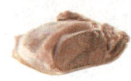 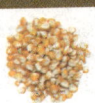 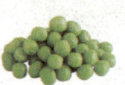 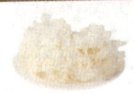 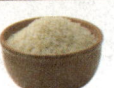 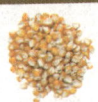

猪肉　　玉米粒　　青豆　　　　　　银耳　　大米　　玉米粒

健胃助消化，促进肝脏排毒

材料：猪肉500克，玉米粒、青豆各150克

调料：盐3克，水淀粉、食用油各适量

做法：猪肉洗净，剁成蓉；玉米粒洗净备用；青豆洗净备用；将猪肉与水淀粉、玉米、青豆混合均匀，加盐，搅匀后做成饼状；锅下油烧热，将肉饼放入锅中，用中火煎炸至熟，捞出控油，摆盘即可。

补充营养，防治肝癌

材料：银耳30克，绿豆、红豆、玉米粒各20克，大米80克

调料：白糖3克

做法：银耳泡发洗净，切碎；大米、绿豆、红豆、玉米粒洗净泡发；锅置火上，放大米、绿豆、红豆、玉米粒，倒水煮至米粒开花，加银耳同煮，待粥稠时，加白糖即可。

香蕉玉米粥

材料： 香蕉、玉米粒、豌豆各适量，大米80克

调料： 冰糖12克

做法

① 大米泡发洗净；香蕉去皮，切片；玉米粒、豌豆洗净。② 锅置火上，注入清水，放入大米，用大火煮至米粒绽开。③ 放入香蕉、玉米粒、豌豆、冰糖，用小火煮至粥成闻见香味时即可食用。

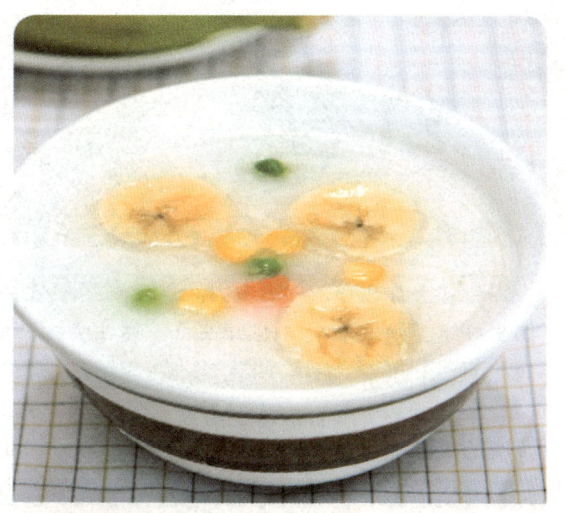

玉米炒虾仁

材料： 玉米粒200克，虾仁110克，青豆75克，葱末少许

调料： 盐2克，水淀粉10毫升，食用油适量

做法

① 玉米粒洗净；青豆洗净；虾仁挑去肠泥，洗净。② 虾仁放入开水中汆烫，捞出，沥干。③ 锅中倒油烧热，爆香葱末，放入玉米粒、虾仁、青豆及盐炒匀，加入水淀粉勾芡即可。

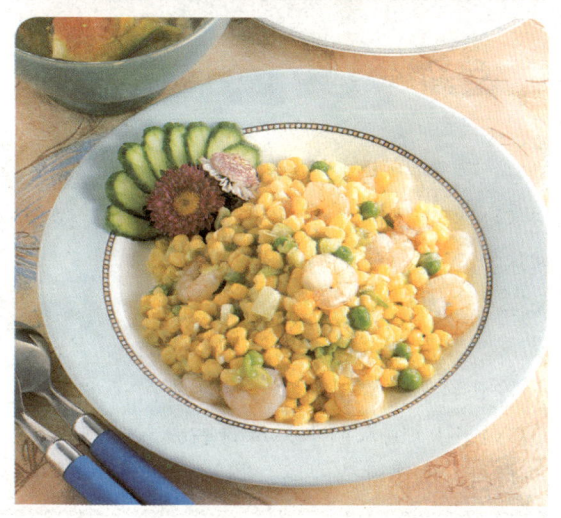

红薯

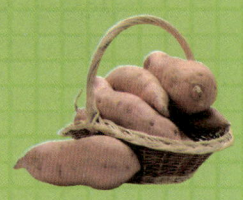

- **别名**：番薯、甘薯、山芋、白薯、金薯、甜薯
- **性味**：性平、微凉，味甘
- **归经**：归脾、胃经

主打营养素

膳食纤维、维生素A、B族维生素、维生素C、维生素E以及钾、铁、硒

养肝原理

红薯中的硒是清除自由基的有效物，它除自身能直接清除自由基外，还可以反向调节与肝细胞的生长密切相关的酶，起到补气补肝、保护肝细胞的作用。

应用指南

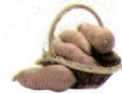 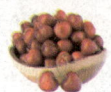 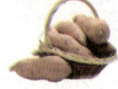 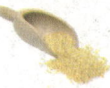 

红薯　　大米　　樱桃　　　　红薯　　小米　　白糖

补充维生素，保护肝脏

材料：红薯150克，大米50克，红樱桃、绿樱桃各20克

调料：盐3克

做法：将红薯洗净，去皮切丁；大米淘洗干净；红、绿樱桃洗净，切四等份；大米放入锅中，倒入清水，水开后放入红薯、红樱桃、绿樱桃熬成粥，调入盐即可。

促进肝细胞酶的活性

材料：红薯20克，小米90克

调料：白糖4克

做法：红薯去皮洗净，切成均匀的小块；小米泡发后洗净，捞出备用；锅置火上，注入清水，放入小米，用大火煮至米粒绽开，放入红薯，用小火煮至粥浓稠时，调入白糖入味即可。

清炒红薯丝

材料： 红薯200克，葱花3克
调料： 盐3克，鸡精2克，食用油适量

做法

①红薯去皮洗净，切丝备用。②锅置火上，下油烧热，放入红薯丝，均匀翻炒，炒至八成熟时，加盐、鸡精，继续翻炒，把调料炒匀。③待红薯丝熟后装盘，撒上葱花即可。

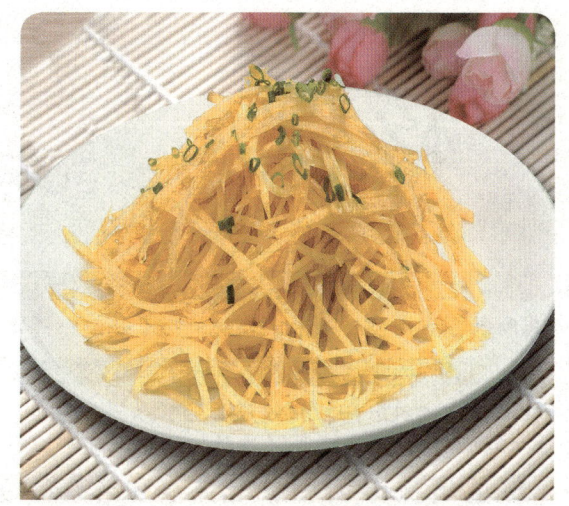

红薯玉米粥

材料： 红薯、玉米、玉米粉、南瓜、豌豆各30克，大米40克
调料： 盐2克

做法

①玉米、大米泡发洗净；红薯、南瓜去皮洗净，切块；豌豆洗净。②锅置火上，放入大米、玉米煮至沸时，放入玉米粉、红薯、南瓜、豌豆。③改用小火煮至粥成，加入盐调味即可。

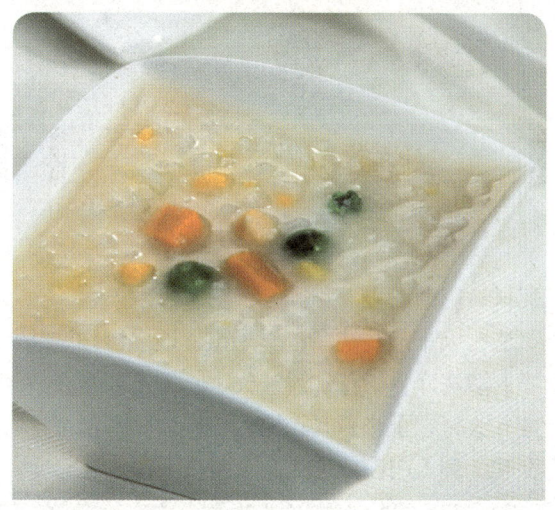

核桃

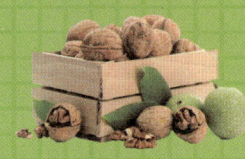

- **别名**：胡桃仁、核仁、胡桃肉
- **性味**：性温，味甘
- **归经**：归肾、肺、大肠经

主打营养素

脂肪油、蛋白质、碳水化合物、钙、磷、铁、维生素

养肝原理

核桃具有滋补肝阳、强健筋骨的功效。核桃油中的油酸、亚油酸等不饱和脂肪酸，能够预防动脉硬化、冠心病等。适量食用核桃能够温补肝肾。

应用指南

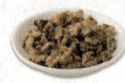 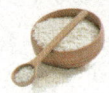 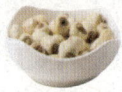 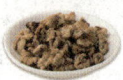

核桃仁　　玉米粒　　大米　　　　　黑米　　莲子　　核桃仁

补充营养，温补肝肾

材料：核桃仁20克，玉米粒30克，大米80克，葱8克

调料：白糖3克

做法：大米泡发洗净；玉米粒、核桃仁均洗净；葱洗净，切花；锅置火上，倒入清水，放入大米、玉米煮开；加入核桃仁同煮至浓稠状，调入白糖拌匀，撒上葱花即可。

滋补肝阳，强健筋骨

材料：黑米80克，莲子、核桃仁各适量

调料：白糖4克

做法：黑米泡发洗净；莲子去心洗净；核桃仁洗净；锅置火上，倒入清水，放入黑米、莲子煮开，加入核桃仁同煮至浓稠状，调入白糖拌匀即可。

核桃仁拌韭菜

材料： 核桃仁300克，韭菜150克

调料： 白糖10克，白醋3毫升，盐4克，芝麻油、食用油各适量

做法

① 韭菜清洗干净，焯熟，切段。② 锅内倒入油，待油烧至五成热，下入核桃仁炸成浅黄色捞出。③ 在一只碗中放入韭菜、白糖、白醋、盐、芝麻油拌匀，和核桃仁一起装盘即成。

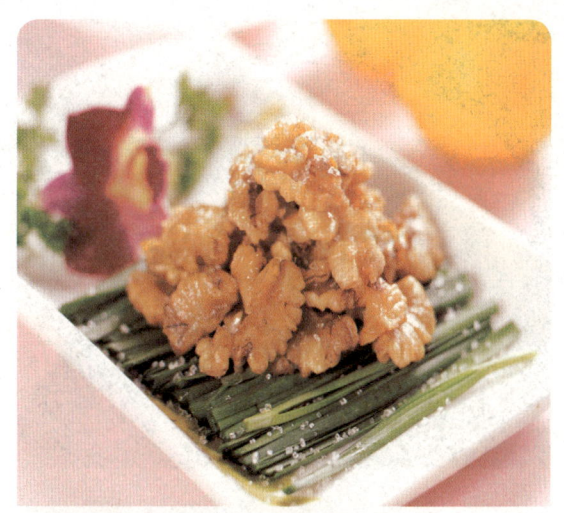

花生核桃芝麻粥

材料： 黑芝麻10克，黄豆30克，花生米、核桃仁各20克，大米70克，葱花8克

调料： 白糖4克

做法

① 大米、黄豆均泡发洗净；花生米、核桃仁、黑芝麻均洗净。② 锅置火上，倒入清水，放大米、黄豆、花生米煮开。③ 再加核桃仁、黑芝麻，转中小火煮至粥呈浓稠状，调白糖拌匀，撒上葱花即可。

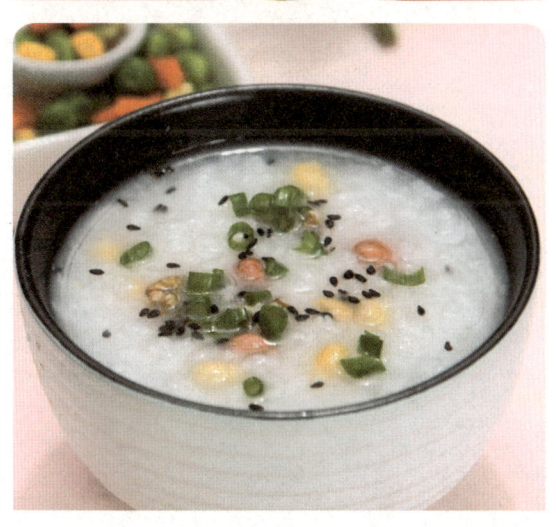

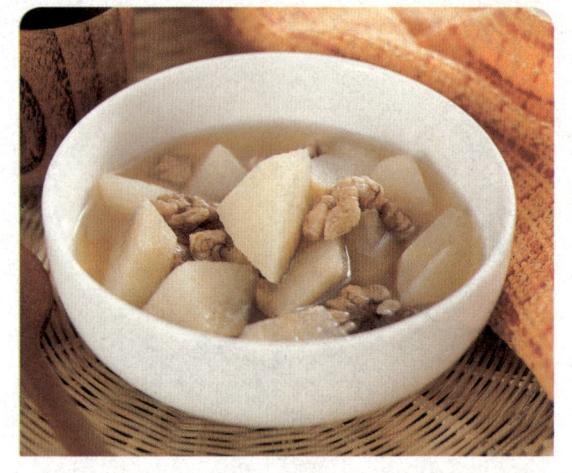

核桃冰糖炖梨

材料： 核桃仁30克，梨150克
调料： 冰糖30克

做法

①梨洗净，去皮、核，切成块；核桃仁洗净。②将梨块、核桃仁一起放入煲中，加入适量清水，用小火煲30分钟。③下入冰糖调味即可。

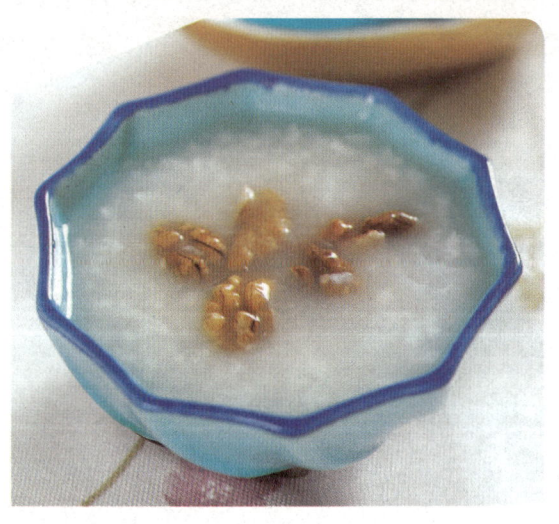

核桃仁粥

材料： 核桃100克，大米150克
调料： 白糖5克

做法

①将核桃拍碎，取肉备用。②再将核桃仁洗净，大米洗净泡发。③将核桃仁与大米放入锅中，加适量清水，先用大火烧开，再转用小火熬煮成稀粥，调入白糖煮至入味即可。

part 3 喝对茶饮，防治肝病

喝药茶是肝病患者一种重要的保健方式，因为大部分中药在长时间的浸泡后，有效成分能被更好地溶解析出，更利于人体吸收。

本章主要介绍有利于缓解肝病病症的茶饮，比如葛根茶可升阳解饥、保护肝脏；红枣五味子绿茶可养血补肝、降低转氨酶，等等。肝病患者可根据自身情况，适当饮用茶饮，有效活化肝胆，达到养生健体之效。

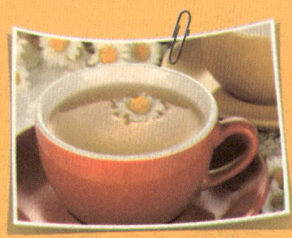
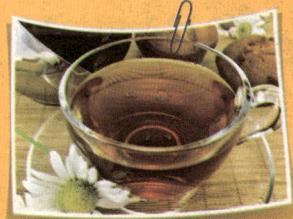
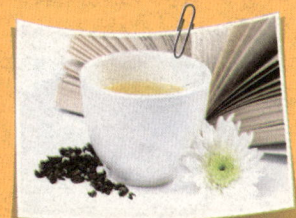

葛根茶

材料 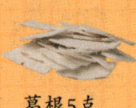 葛根5克

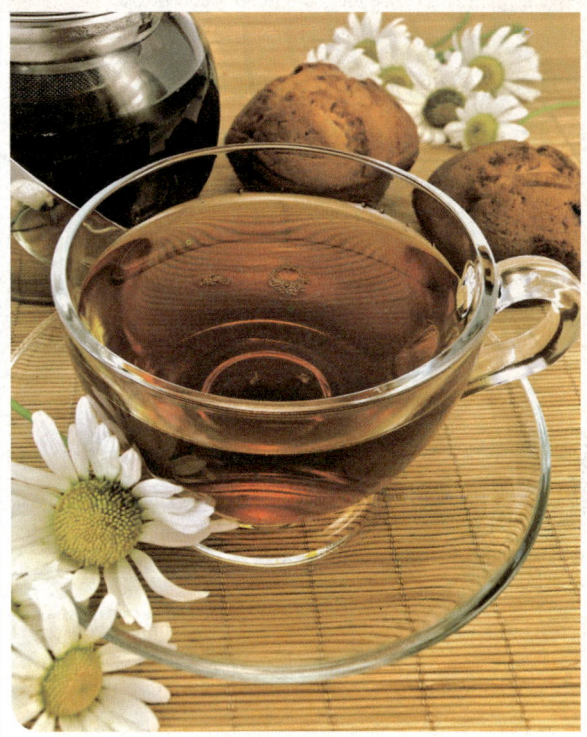

做法

① 将葛根表面稍用清水洗净,沥干。
② 锅置火上,将洗好的葛根放入锅内,加入适量清水煎煮。
③ 约8分钟后,待葛根析出有效成分后,滤取药汁入杯,即可饮用。

功效

葛根能升阳解肌、透疹止泻、除烦止渴。此款茶饮可保肝护脏,发热头痛、痢疾者饮用可帮助调养身体。

红枣五味子绿茶

材料

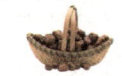 红枣18克
 五味子5克
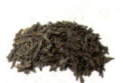 绿茶5克

做法

① 红枣、五味子用清水稍洗去沙，沥干，入锅，加水稍煎一会儿至析出有效成分，滤取药汁。
② 冲入放有绿茶的杯中，静置5分钟即可。

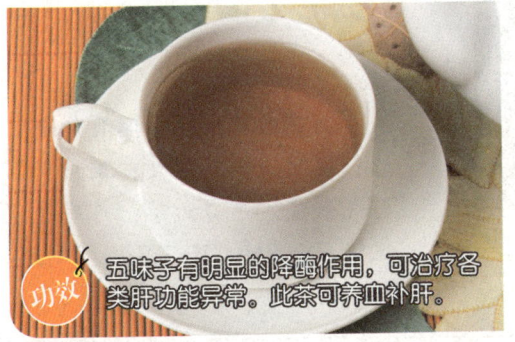

功效 五味子有明显的降酶作用，可治疗各类肝功能异常。此茶可养血补肝。

养肝利胆茶

材料

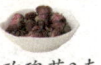 玫瑰花3克
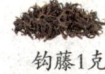 钩藤1克
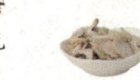 白芍5克
柴胡3克　红枣2颗

做法

① 放入洗净的红枣、白芍、柴胡，加水煮15分钟，加入洗净的钩藤续煮。
② 水沸后，加洗净的玫瑰花，续煮3分钟，滤汁即可饮用。

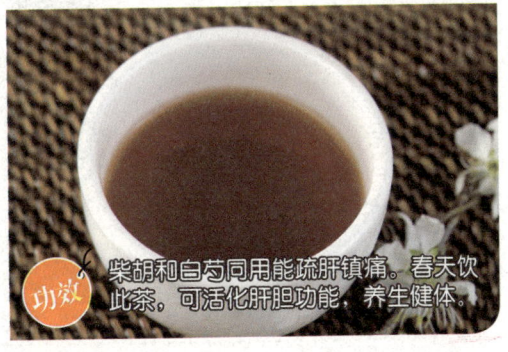

功效 柴胡和白芍同用能疏肝镇痛。春天饮此茶，可活化肝胆功能，养生健体。

菊楂决明茶

材料: 菊花8克　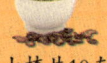 山楂片10克　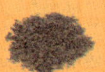 决明子10克

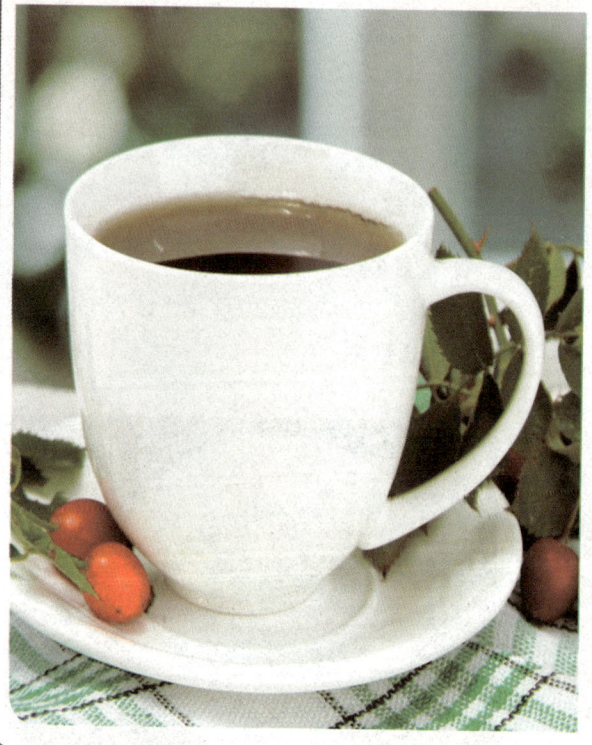

做法

① 将适量菊花、山楂片以及决明子放入茶具或者保温杯中。
② 加沸水冲泡，杯子盖严。
③ 静置30分钟左右，滤取茶汁，倒入杯中，即可饮用。

功效

菊花疏风清热、明目解毒；决明子润肠通便；山楂行气散瘀。三者为茶，可疏风解毒、清肝、降压消食。

三七绿茶

材料

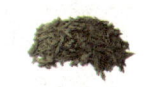 绿茶3克　　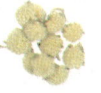 三七花3克

做法

① 取适量绿茶及三七花放入杯中。
② 倒入沸水冲泡，静置3分钟后，滤去药渣，即可饮用。

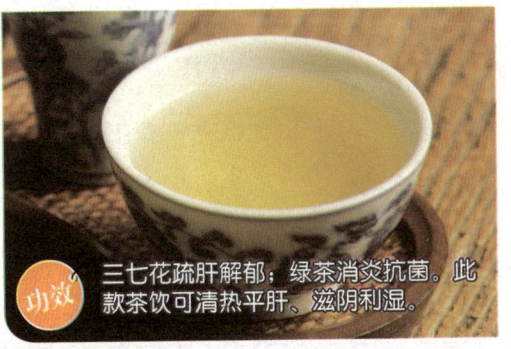

功效 三七花疏肝解郁；绿茶消炎抗菌。此款茶饮可清热平肝、滋阴利湿。

菊花乌梅陈皮茶

材料

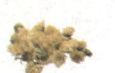 菊花4克　 乌梅1枚　 陈皮4克　 金盏菊4克

做法

① 将适量洗净的菊花、陈皮、乌梅、金盏菊一起放入杯中。
② 倒入沸水冲泡，加盖静置约5分钟，待药材析出有效成分，即可饮用。

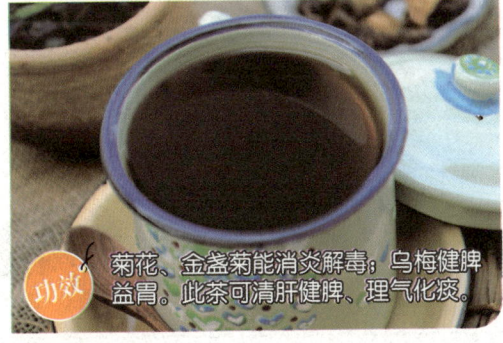

功效 菊花、金盏菊能消炎解毒；乌梅健脾益胃。此茶可清肝健脾、理气化痰。

清肝定喘茶

材料

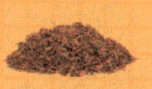

千日红花10朵

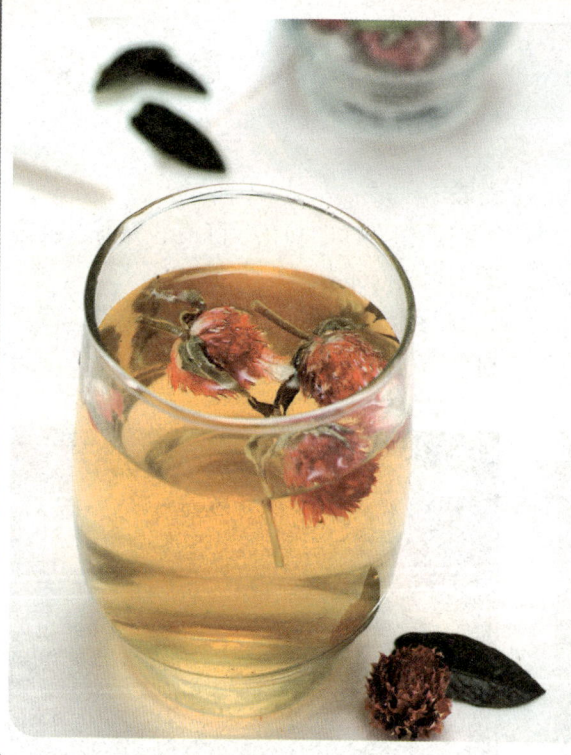

调料

冰糖5克

做法

① 将准备好的千日红花放入干净的茶壶中。

② 加入适量清水煎煮。

③ 在水量煮至原来的2/3时，转小火再焖一下，加入少许冰糖，待冰糖溶化，搅匀即可。

功效

千日红能清肝明目、止咳、降压排毒、美容养颜。饮此茶可清肝肺热，对肺病、呼吸道疾病有良效。

菊杞红茶

材料 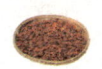 枸杞10克 红茶2克 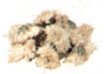 白菊花10克

做法

①取适量洗净的枸杞、红茶、白菊花放入备好的茶壶中。

②冲入沸水浸泡10分钟左右,滤出汤汁后,即可饮用。

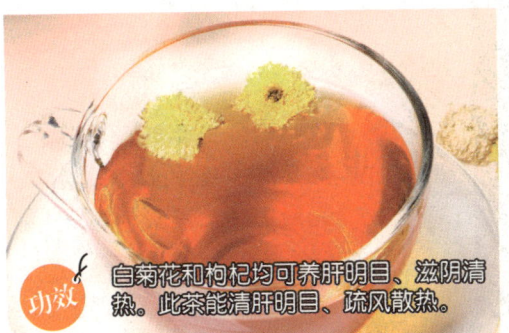

功效 白菊花和枸杞均可养肝明目、滋阴清热。此茶能清肝明目、疏风散热。

天麻决明茶

材料 天麻20克  菊花10克 决明子22克 菟丝子15克 西洋参10克

做法

①菟丝子用棉布袋包好,天麻、菊花、决明子、西洋参一起用水过滤。

②将所有原料用500毫升开水冲泡15分钟左右之后,将汤药倒出来过滤即可饮用。

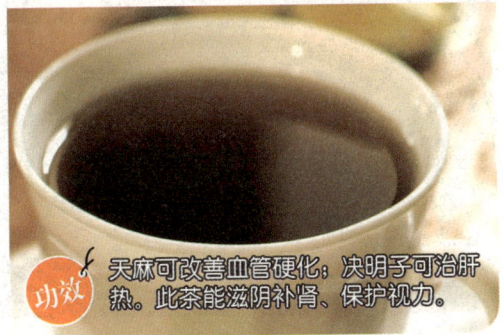

功效 天麻可改善血管硬化;决明子可治肝热。此茶能滋阴补肾、保护视力。

枸杞白芍茶

材料

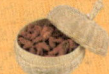 枸杞5克
 白芍3克
 绿茶4克

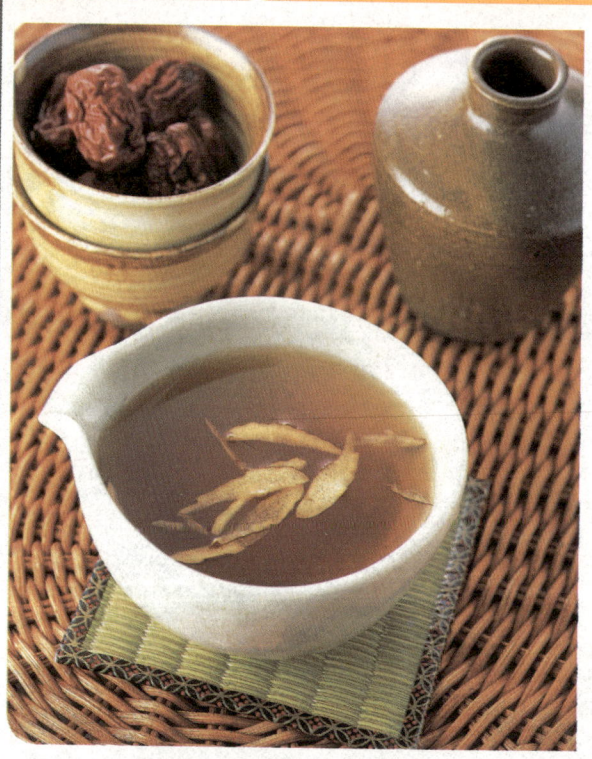

调料

冰糖8克

做法

① 取适量洗净的枸杞、白芍、绿茶和冰糖一起放入杯中。
② 用适量开水冲泡，加盖静置5分钟左右。
③ 待有效成分析出后，即可饮用，可持续冲饮至味淡。

功效

枸杞能滋阴养肝；白芍有养血柔肝、缓中止痛等功效。此四者搭配而成的茶饮有养血柔肝之功效。

天麻茶

材料 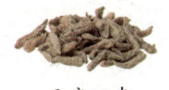 天麻10克

做法
① 天麻稍洗,放入杯中。
② 往杯中倒入开水,冲泡20分钟。
③ 待凉后即可饮用。

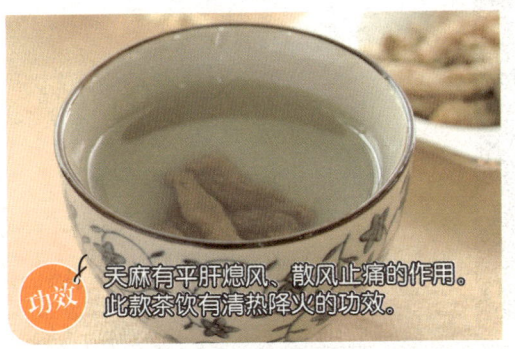

功效 天麻有平肝熄风、散风止痛的作用。此款茶饮有清热降火的功效。

菊花蜜饮

材料 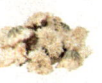 菊花50克

调料: 蜂蜜适量
做法
① 将菊花放入茶壶中,加水200毫升,稍煮后保温30分钟左右,过滤后将汁水倒入杯中。
② 加入适量蜂蜜,搅匀之后饮用。

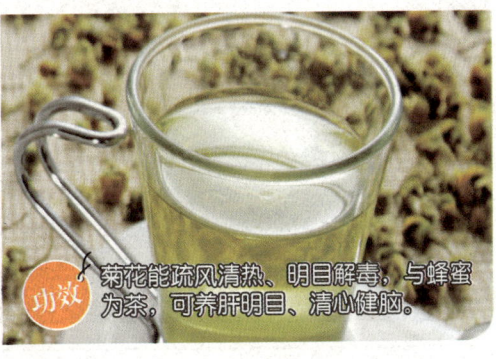

功效 菊花能疏风清热、明目解毒,与蜂蜜为茶,可养肝明目、清心健脑。

疏肝解郁茶

材料 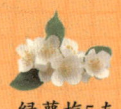 绿萼梅5克　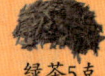 绿茶5克

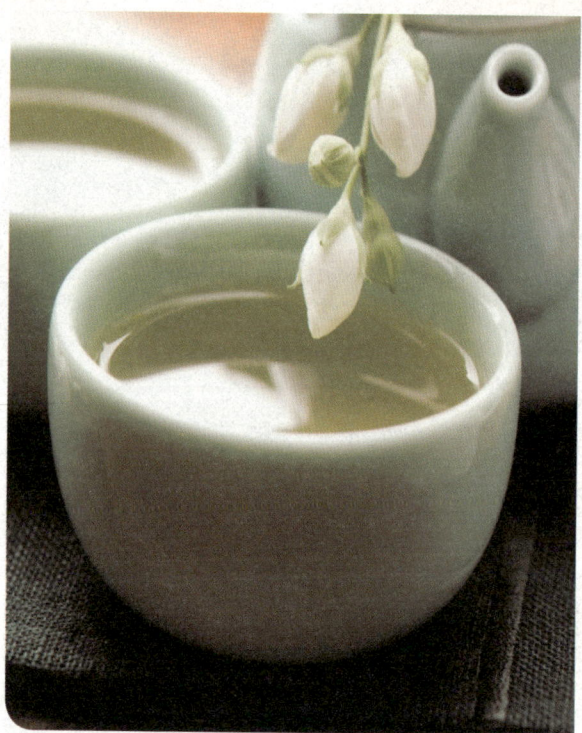

做法

①将适量的绿萼梅和绿茶一起放入茶杯中。
②茶杯中倒入适量沸水冲泡,加盖静置5分钟左右。
③滤出茶渣,即可饮用。

功效

绿茶能改善失眠,消除紧张情绪;绿萼梅芳香行气,能疏肝解郁。此茶能消除肝火,缓和紧张情绪。

女贞子枣茶

材料

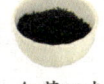 红茶90克 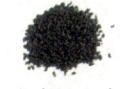 女贞子20克   红枣20克

做法

① 将红茶、女贞子以及红枣入锅烘干后,研成粉末。

② 每次取适量粉末,冲入沸水,浸泡5分钟后即可饮用。

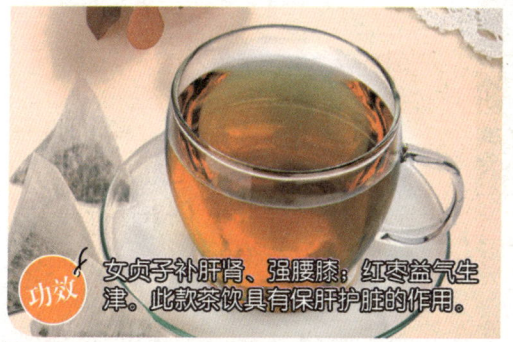

功效 女贞子补肝肾、强腰膝;红枣益气生津。此款茶饮具有保肝护脏的作用。

养肝明目茶

材料

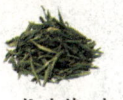 龙井茶4克 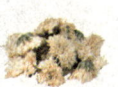 白菊花8克

做法

① 将龙井茶以及白菊花放入茶壶,加150毫升热开水,略摇晃清洗材料后将水倒出。

② 加入450毫升热开水,放置2~3分钟后即可出汤饮用。

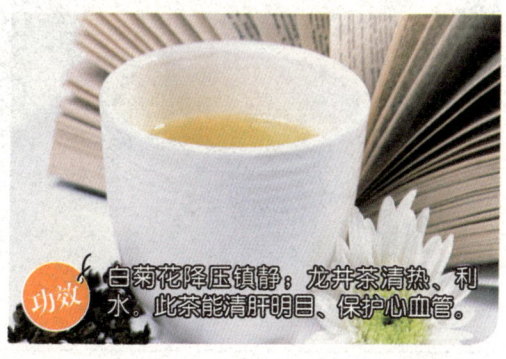

功效 白菊花降压镇静;龙井茶清热、利水。此茶能清肝明目、保护心血管。

菊槐绿茶

材料 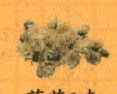 菊花3克　 槐花3克　 绿茶3克

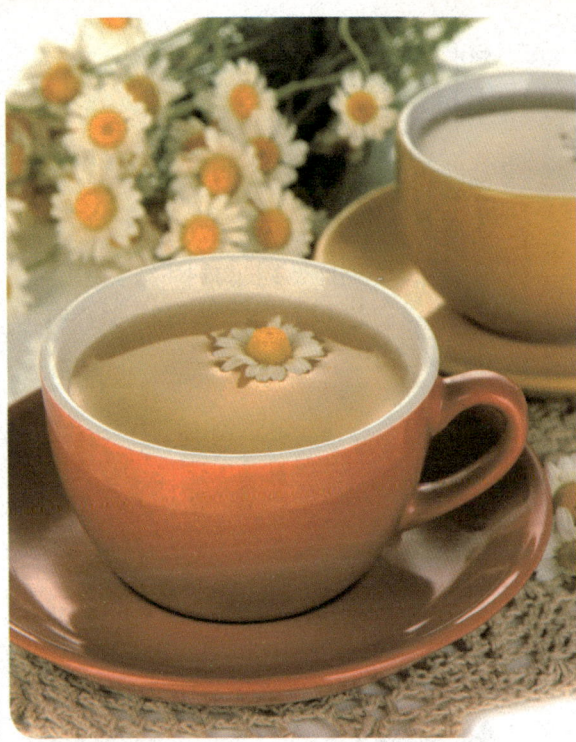

做法

①将适量洗净的菊花、槐花和绿茶放入保温杯中。

②倒入适量沸水冲泡,加盖静置3分钟左右。

③待材料析出有效成分,即可滤取茶汁饮用。

功效

菊花可清热明目、解毒。将菊花、槐花一起用开水冲泡,能清肝凉血,并改善肝火上炎引起的各种不适。

玫瑰普洱茶

材料

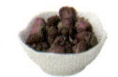 玫瑰花15克　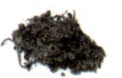 普洱茶3克

做法

① 将普洱茶放在杯中，注入开水。
② 第一泡茶倒掉，第二泡加入洗净的玫瑰花，再注入开水冲泡待凉后即可饮用。

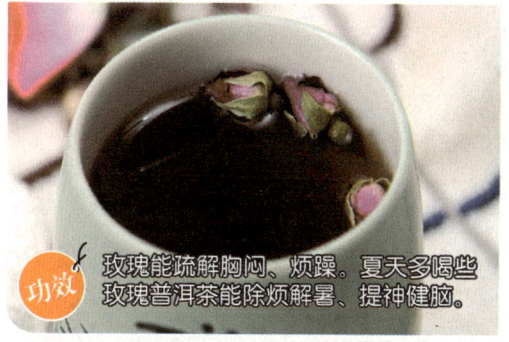

功效　玫瑰能疏解胸闷、烦躁。夏天多喝些玫瑰普洱茶能除烦解暑、提神健脑。

郁金川芎茶

材料

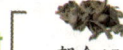 郁金15克　 川芎10克　 白芍5克
 川七15克　 红茶10克　 藏红花5克

调料：蜂蜜适量

做法

① 将上述材料洗净后装入茶壶中。
② 倒入开水冲泡15分钟，过滤取得药茶汤。
③ 若要增加甜度，可酌量增加少许蜂蜜。

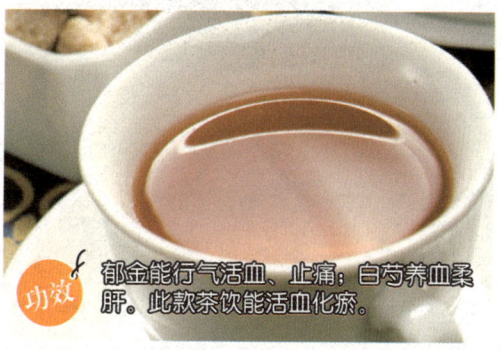

功效　郁金能行气活血、止痛；白芍养血柔肝。此款茶饮能活血化瘀。

生地糖茶

材料: 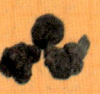 生地黄5克 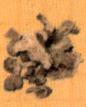 白术8克

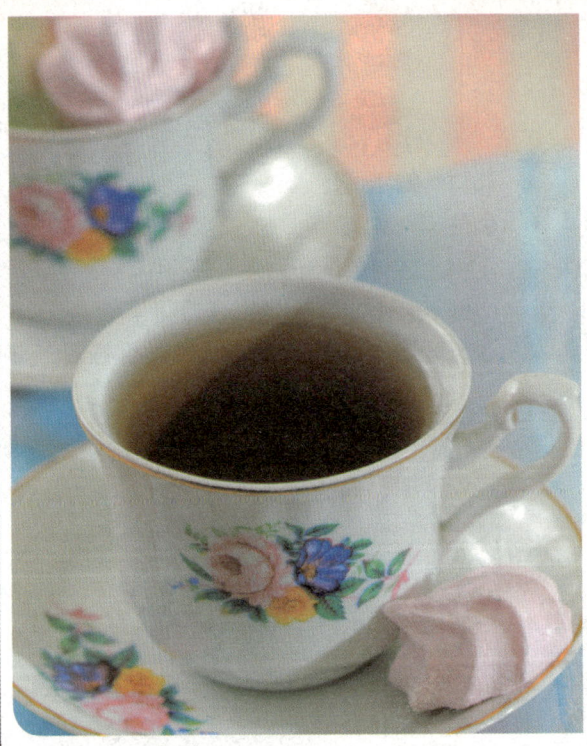

调料
黄糖5克

做法
① 将生地黄、白术洗净,置于洗净的保温壶中。
② 保温壶中加500毫升左右的开水冲泡,加盖。
③ 静置10分钟后,加适量黄糖拌匀即可饮用。

功效
白术能补气增血;生地黄可保肝强心;黄糖补肝暖胃、活血化瘀。此款茶饮有生津养肝、滋阴补血的功效。

苦丁桑叶茶

材料

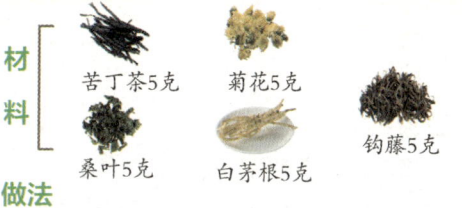

苦丁茶5克　菊花5克　桑叶5克　白茅根5克　钩藤5克

做法

① 将苦丁茶、桑叶、菊花、白茅根以及钩藤烘干后研成粉末。

② 每次取适量，冲沸水浸泡5分钟，使其析出有效成分，即可饮用。

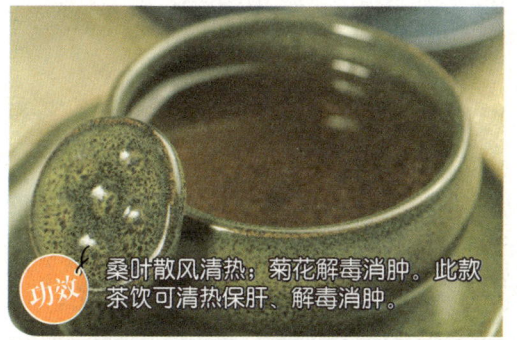

功效 桑叶散风清热；菊花解毒消肿。此款茶饮可清热保肝、解毒消肿。

何首乌绿茶

材料

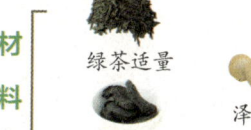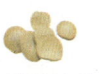

绿茶适量　何首乌适量　泽泻适量　丹参适量

做法

① 将绿茶、何首乌、泽泻、丹参一起放入锅内，加入适量水煎煮。

② 煮至沸腾后过滤去渣，即可倒入杯中饮用。

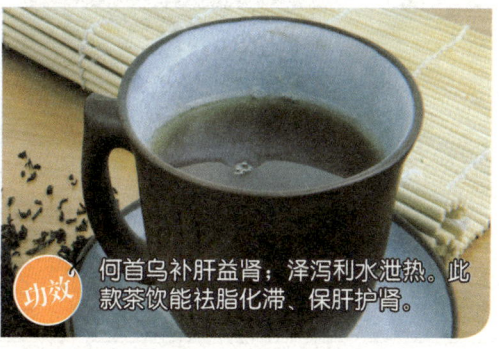

功效 何首乌补肝益肾；泽泻利水泄热。此款茶饮能祛脂化滞、保肝护肾。

平肝降压茶

材料
- 决明子10克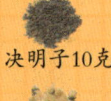
- 菊花5克
- 绿茶2克
- 莲子心1克

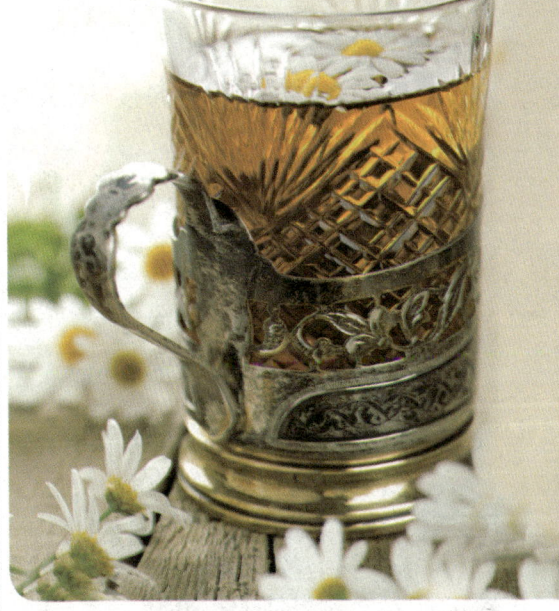

调料
冰糖适量

做法
① 将准备好的决明子、菊花、绿茶、莲子心以及适量冰糖一起放入茶杯或保温杯中。
② 冲入开水浸泡30分钟。
③ 滤去茶渣，即可饮用茶汤。

功效
决明子平肝潜阳；菊花清热明目；莲子心、绿茶清热祛火。此款茶饮可平肝潜阳、降压止痛、清热疏风。

洛神花茶

材料

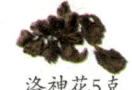
洛神花5克

做法

① 将洛神花洗净,放入保温杯中。
② 倒入沸水浸泡,加盖静置5分钟,待其析出有效成分,即可饮用。

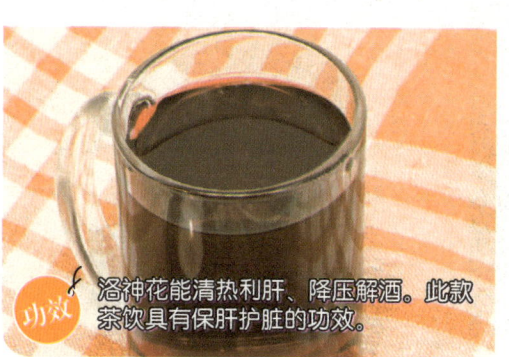

功效 洛神花能清热利肝、降压解酒。此款茶饮具有保肝护脏的功效。

麦芽山楂茶

材料

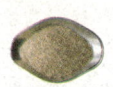 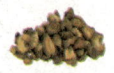
炒麦芽5克　山楂5克

做法

① 将炒麦芽、山楂一起放入杯内。
② 加入适量沸水,冲泡静置10分钟,待其析出有效成分,即可饮用。

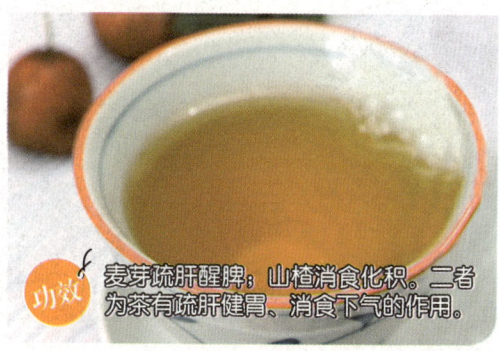

功效 麦芽疏肝醒脾;山楂消食化积。二者为茶有疏肝健胃、消食下气的作用。

三花行气茶

材料: 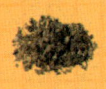 茉莉3克　 菊花2克　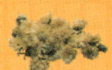 槐花2克

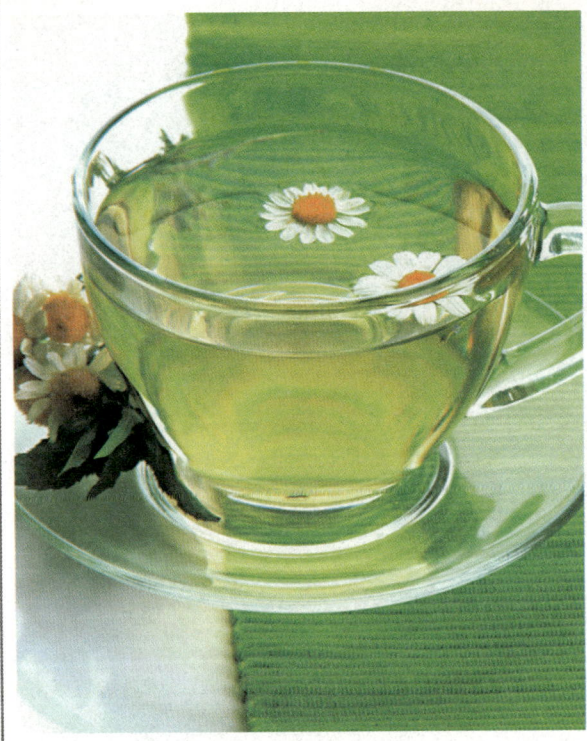

做法

① 将茉莉、菊花、槐花分别洗净，置入杯子中。
② 加入沸水冲泡，静置5分钟至析出有效成分。
③ 滤取茶汤，即可饮用。

功效

茉莉花能抗菌、强心益肝；槐花、菊花具有清心、平肝明目的作用。此茶可平肝祛风、清火降压。

黑芝麻枸杞茶

材料

 黑芝麻50克
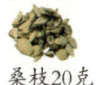 桑枝20克
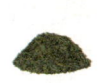 枸杞30克
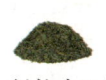 制首乌20克
 侧柏叶15克

做法

① 将洗净的黑芝麻、枸杞、桑枝、制首乌、侧柏叶一起放入砂锅中。
② 加水煎煮50分钟，取汁，即可饮用。

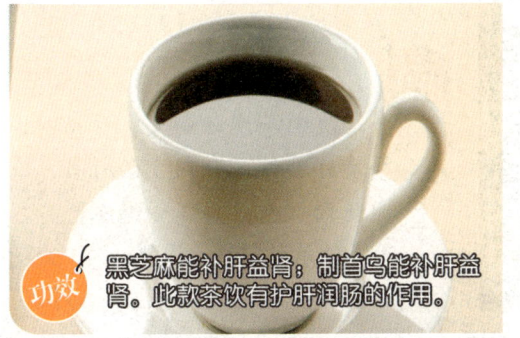

功效 黑芝麻能补肝益肾；制首乌能补肝益肾。此款茶饮有护肝润肠的作用。

麦冬枸杞茶

材料

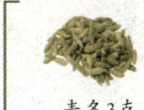 麦冬3克
 枸杞5克

做法

① 将麦冬、枸杞洗净。
② 放入开水中浸泡，加盖闷约5分钟后即可滤取汤汁饮用。

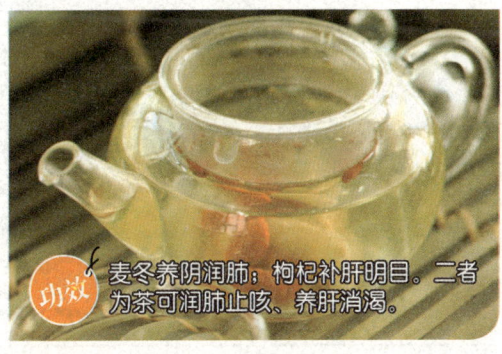

功效 麦冬养阴润肺；枸杞补肝明目。二者为茶可润肺止咳、养肝消渴。

决明夏枯草茶

材料
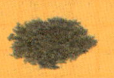 决明子15克
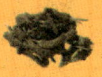 夏枯草9克
 乌龙茶5克

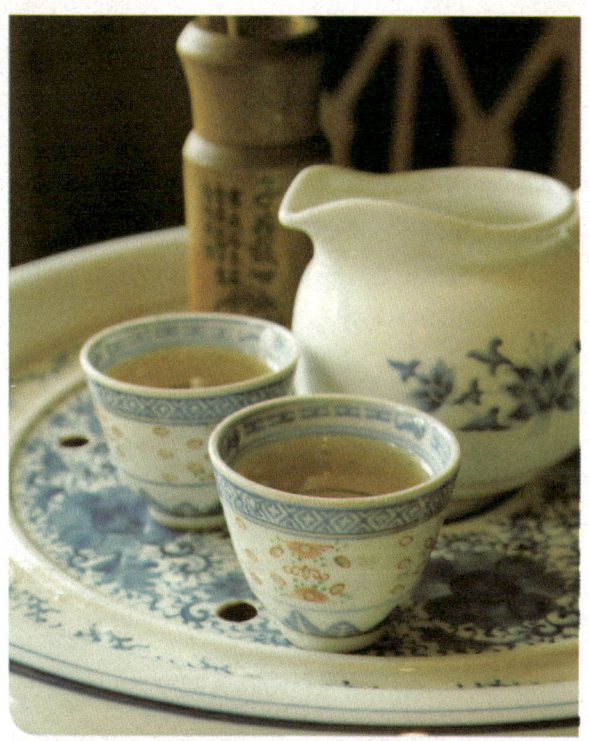

做法

① 将决明子炒好打碎,与夏枯草、乌龙茶一起混合均匀,放入茶壶中。
② 往茶壶中冲入适量沸水,盖上盖子,静置片刻。
③ 茶水静置10分钟后,即可滤取茶汤,倒入茶杯中饮用。

功效

决明子清肝泻火;夏枯草清肝散结,可用于治疗目赤痒痛、头晕目眩等症状。此茶能清肝明目、通便。

part 4 特效穴位疏肝利胆

穴位养生法是运用按摩、艾灸、拔罐等方法，刺激穴位，以激发精气，达到调和气血、通利经络、促进人体健康等目的的一种养生方法。

本章主要介绍一些与肝脏关系密切的穴位，患者可通过按摩、艾灸、拔罐或刮痧等操作方法来刺激穴位，达到调肝利胆、缓解病症的目的。日常保健中，还可联合刺激这些穴位，达到更好的治疗效果。

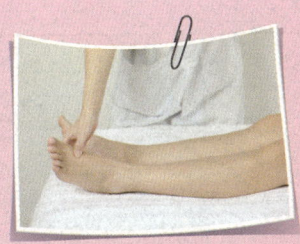
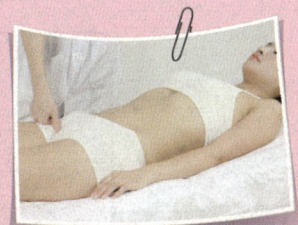
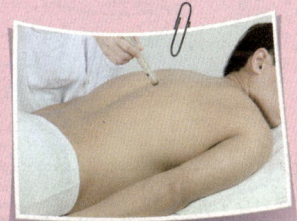

急脉穴按摩法

注解
急,急速;脉,脉气。本穴物质因受冲脉的外散之热,此阴湿水气胀散,并化为强劲的风气循肝经而行,故名"急脉"。

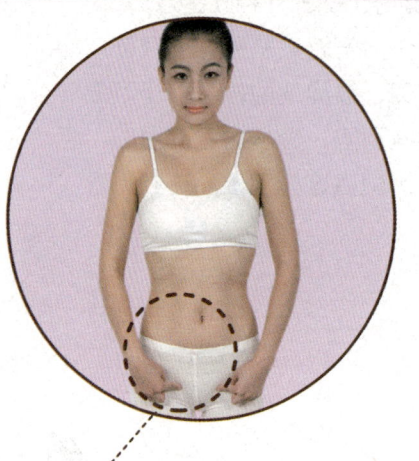

操作
取仰卧位,用酒精棉球将施术部位消毒,涂上凡士林等润滑剂,用拇指指腹轻轻按压穴位,力度适中,做环状运动,左右各按揉1~3分钟。

功效
可疏理肝胆、行气止痛、通调下焦,主治肝气郁结所致的阴部肿痛、少腹痛、股内侧痛等病症。

取穴
急脉穴位于耻骨结节的外侧,气冲穴外下腹股沟股动脉搏动处,前正中线旁开2.5寸

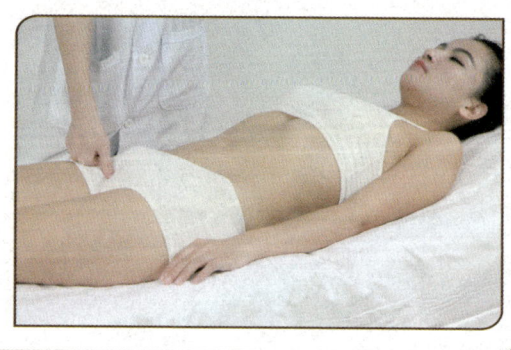

期门穴按摩法

注解

期,期望、约会之意;门,出入的门户。此穴的意思是指天之中部的水湿之气由此输入肝经,故称"期门"。

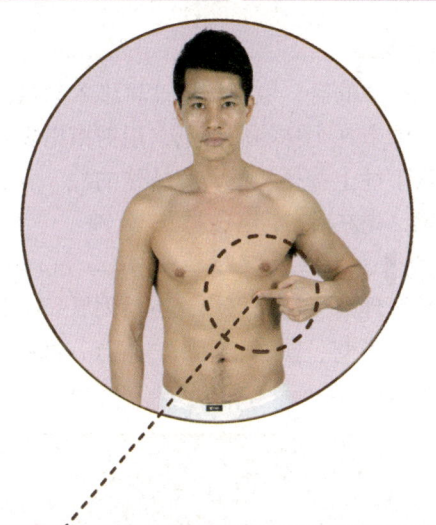

操作

取仰卧位,用酒精棉球将施术部位消毒,涂上凡士林等润滑剂,用拇指指腹按揉穴位,有胀痛的感觉,先左后右或同时进行,各按揉1~3分钟。

功效

可疏肝健脾、理气活血,主治肝炎、肝肿大及肝硬化早期引起的胸胁胀满疼痛、呕吐、腹胀等病症。

取穴

期门穴位于胸部,乳头直下,第6肋间隙,前正中线旁开4寸

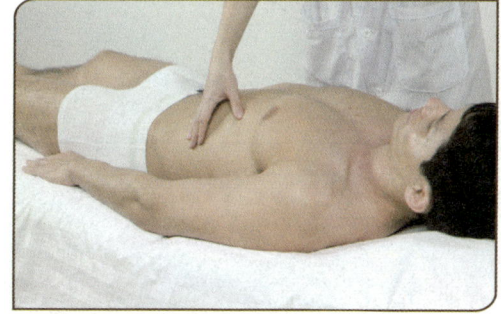

太冲穴按摩法

注解

太,大;冲,冲射之状。本穴物质为行间穴传来的水湿风气,至本穴后因受热而胀散化为急风冲散穴外,故以名"太冲"。

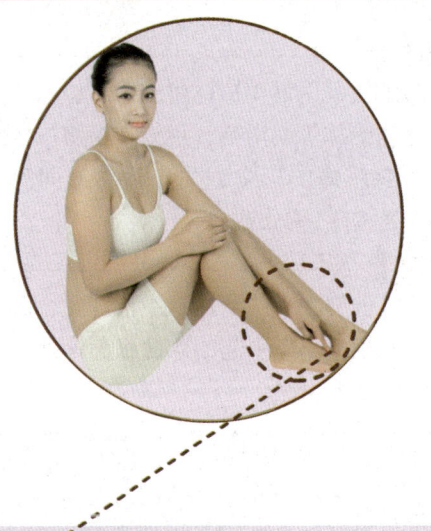

操作

取坐式或仰卧,取酒精棉球将施术部位消毒,涂上凡士林等润滑剂,用拇指指尖垂直从下往上按揉穴位,有特殊的酸、胀、痛感,先左后右,各按揉1~3分钟。

功效

可平肝理血、清利下焦,主治因肝病引起的月经不调、胁痛、腹胀、黄疸、目赤肿痛等病症。

取穴

太冲穴位于足背侧,第1、第2跖骨间隙的后方凹陷处

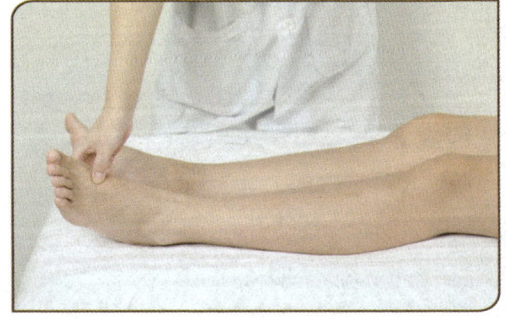

中封穴按摩法

注解
中,正中;封,封堵。本穴位处足背之转折处,急劲风气行至本穴后如被封堵一般,故名"中封"。

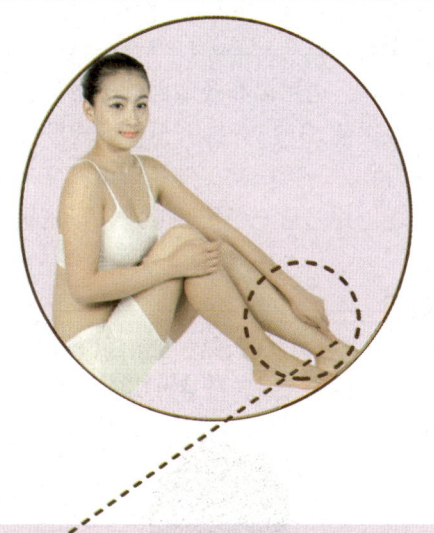

操作
取坐式或仰卧,取酒精棉球将施术部位消毒,涂上凡士林等润滑剂,用拇指指腹端按揉穴位,力度适中,做环状运动,左右各按揉1~3分钟。

功效
可清泄肝胆、舒经通络,主治肝气不舒所致的小便不利、黄疸、胸腹胀满、腰痛、足冷、内踝肿痛等病症。

取穴
中封穴位于足背侧,当足内踝前,胫骨前肌腱的内侧凹陷处

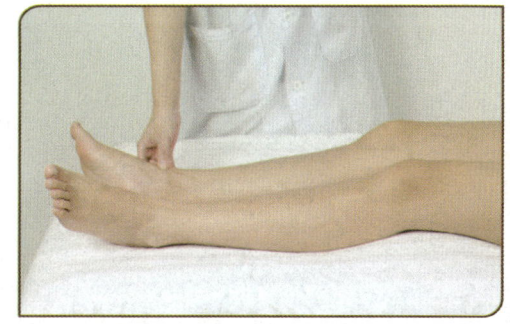

脑户穴艾灸法

注解

脑，大脑；户，出入的门户。督脉气血从此处进入大脑，就犹如本穴是出入大脑的门户，故名"脑户"。

操作

艾条点燃，选用温和灸或回旋灸灸治脑户穴，每次灸10~15分钟，至局部皮肤红热温润为度，一天一次。艾灸时可将艾条稍稍抬高，并以另一手拨开头发，以防烧着头发。

功效

可醒神开窍、行气散结，主治因肝炎引起的头痛、头重、面赤目黄等病症。

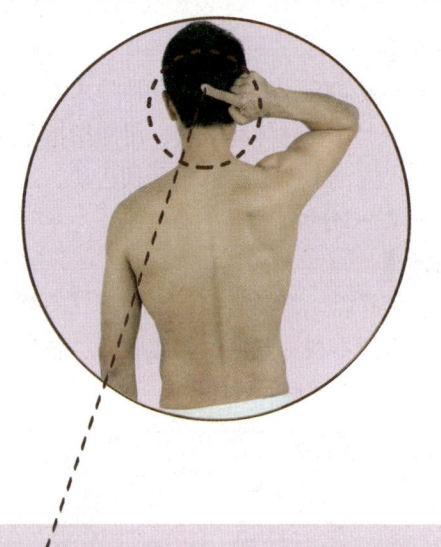

取穴

脑户穴位于头部，后发际正中直上2.5寸，枕外隆凸的上缘凹陷处

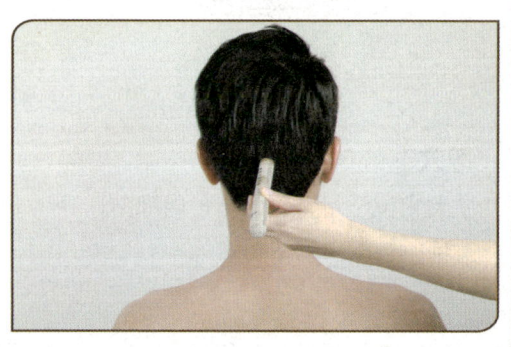

行间穴艾灸法

注解
行,行走、流动;间,二者当中。湿重水气至本穴吸热,循肝经向上传输,气血物质遵循应有道路而行,故名"行间"。

操作
艾条点燃,选用温和灸灸治行间穴,每次灸10~15分钟,至局部皮肤红热温润为度,一天一次。

功效
可调理肝肾、清热熄风、凉血安神,主治肝火内胜所致的目赤肿痛、失眠、月经不调、痛经、小便不利、腹胀等病症。

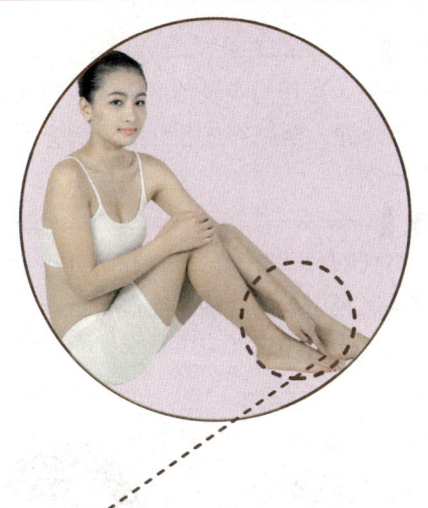

取穴
行间穴位于足背,找到第1、第2趾间,趾蹼缘的后方赤白肉际处

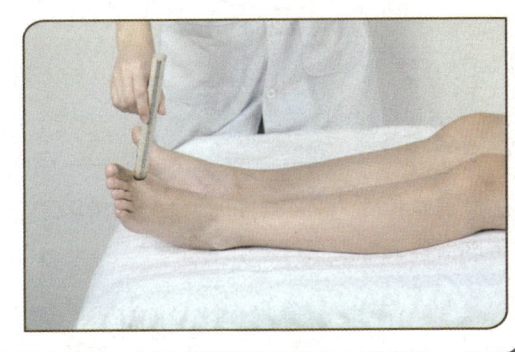

肝俞穴艾灸法

注解

肝，肝脏；俞，输。"肝俞"的意思指肝脏的水湿风气由此外输入膀胱经，故名"肝俞"。

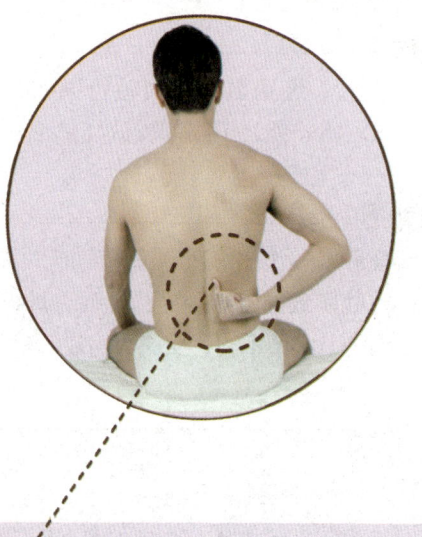

操作

艾条点燃，可用悬灸灸治肝俞穴，每次灸10~15分钟，至局部皮肤红热温润为度，一天一次。

功效

可通络利咽、疏肝理气、益肝明目，主治黄疸及肝炎引起的胁痛、吐血、目赤、目眩、雀目等症状。

取穴

肝俞穴位于人体的背部脊椎旁，第9胸椎棘突下，左右二指宽处

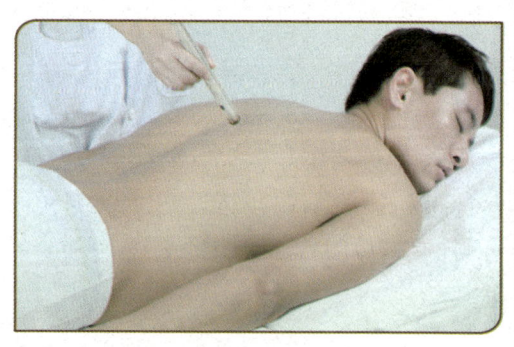

侠溪穴艾灸法

注解
侠，被夹在中间；溪，地部的经水。胆经经水过本穴时，没有流失，像被夹于渠道中下传，故名"侠溪"。

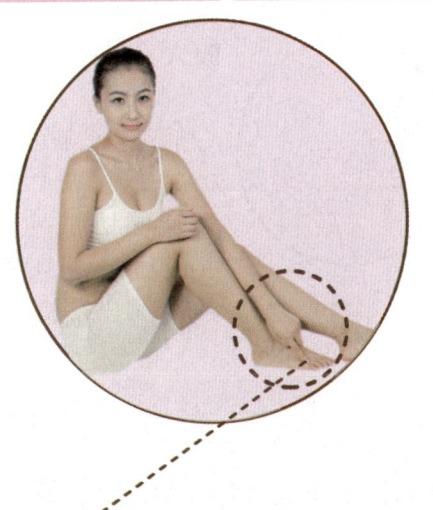

操作
艾条点燃，可用温和灸或隔姜灸穴，每次灸10~15分钟，至局部皮肤红热温润为度，一天一次。

功效
可平肝熄风、消肿止痛，主治肝风内动所致的头痛、眩晕、惊悸、耳鸣、耳聋目赤肿痛、脑卒中等病症。

取穴
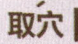
侠溪穴位于人体的足背外侧，当第4、第5趾间，趾蹼缘后方赤白肉际处

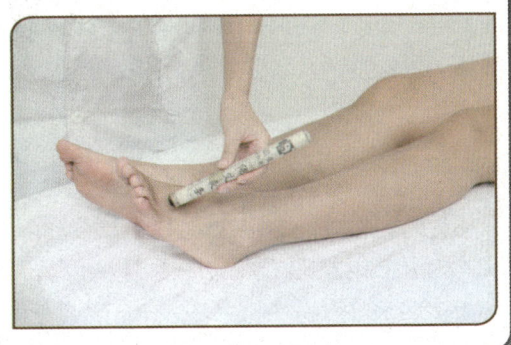

日月穴拔罐法

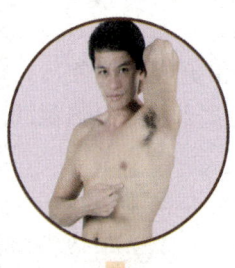

取穴：日月穴位于上腹部，当乳头直下，第7肋间隙，前正中线旁开4寸

功效：可利胆疏肝、降逆和胃，主治黄疸、胆囊炎等。

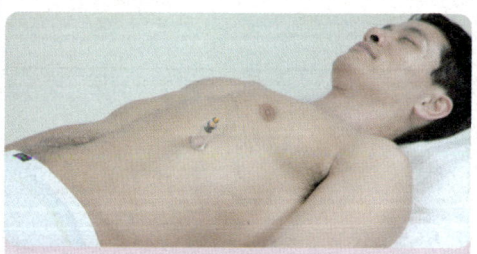

操作：施术部位消毒，左手取气罐1个，然后用拔罐器把气罐吸拔在日月穴上，留罐10~15分钟。

阳陵泉穴拔罐法

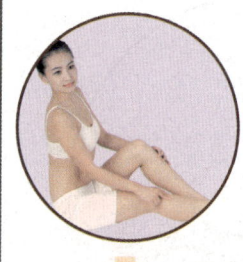

取穴：阳陵泉穴位于小腿外侧，腓骨小头前下方的凹陷处

功效：可清热化湿、行血祛瘀，主治黄疸及肝硬化早期引起的高血压症等。

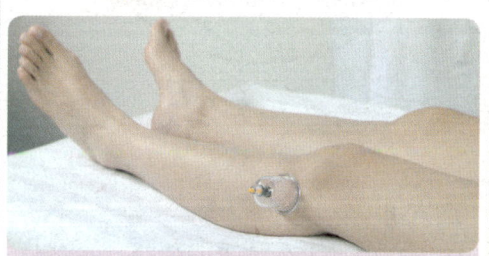

操作：施术部位消毒，左手取气罐1个，然后用拔罐器把气罐吸拔在阳陵泉穴上，留罐10分钟。

筋缩穴拔罐法

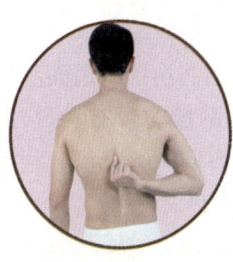

取穴：筋缩穴位于背后正中线上，第9胸椎棘突下凹陷处

功效：可祛湿通络、疏调肝气，主治黄疸、肝炎引起的腰背疼痛等症。

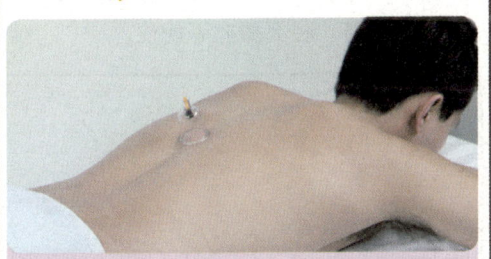

操作：施术部位消毒，左手取气罐1个，然后用拔罐器把气罐吸拔在筋缩穴上，留罐10分钟。

阳交穴拔罐法

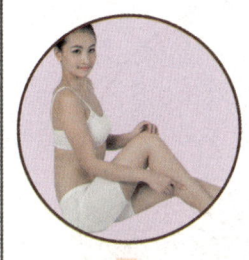

取穴：阳交穴位于小腿外侧，踝尖上7寸，腓骨后缘

功效：可疏肝理气，主治肝气不舒引起的坐骨神经痛、下肢痿痹等病症。

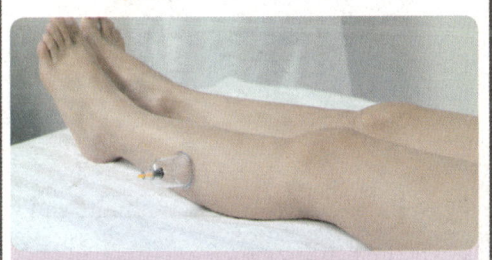

操作：施术部位消毒，左手取1气罐个，然后用拔罐器把气罐吸拔在阳交穴上，留罐10分钟。

蠡沟穴刮痧法

注解
蠡，瓠瓢，此指飘浮不定之状；沟，沟渠。此穴的意思是指三阴交穴传来的温湿水气由本穴别走足少阳胆经，故名"蠡沟"。

操作
施术部位消毒后，涂上润滑剂，用面刮法刮拭穴位，刮拭时用刮板的1/3边缘接触皮肤，刮板向刮拭的方向倾斜45度，利用腕力向下刮拭，可不出痧。

功效
可疏肝理气、调经止带，主治因肝气不舒所致月经不调、赤白带下、阴痒、小便不利、小腹痛、胫部酸痛等病症。

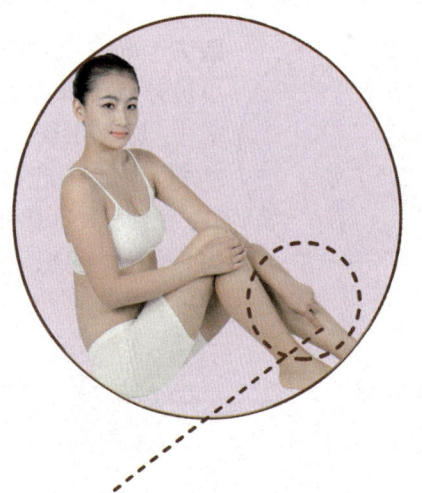

取穴
蠡沟穴位于小腿内侧，当足内踝尖上5寸，胫骨内侧面的中央

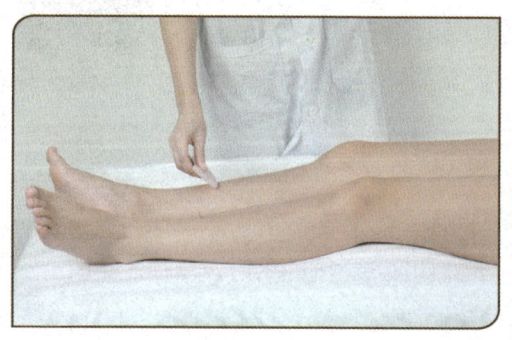

中都穴刮痧法

注解
中，与外相对，指穴之内部；都，都市之意。此穴的意思是指肝经的水气在此云集天之下部，故名"中都"。

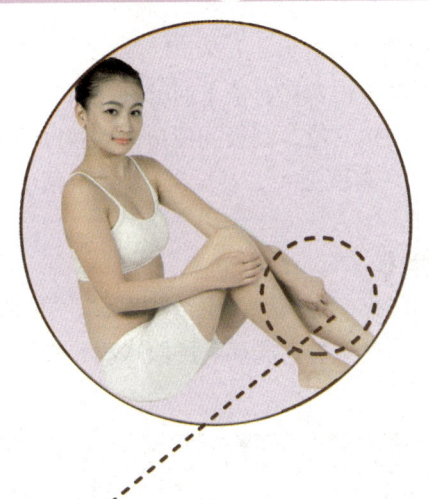

操作
施术部位消毒后，涂上润滑剂，用面刮法刮拭穴位，刮拭时用刮板的1/3边缘接触皮肤，刮板向刮拭的方向倾斜45度，利用腕力向下刮拭，可不出痧。

功效
可疏肝理气、调经止血，主治肝胆湿热所致胁痛、腹胀、泄泻、小腹痛、崩漏、恶露不尽、膝关节炎、足软无力等病症。

取穴
中都穴位于小腿内侧，当足内踝尖上7寸，胫骨内侧面的中央

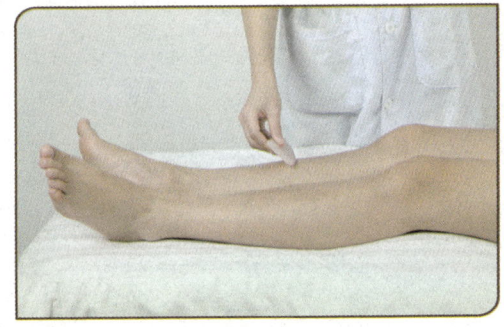

悬钟穴刮痧法

注解
悬，悬挂、吊挂；钟，古钟，这里指汇聚。本穴是胆经脉气汇聚之所，像悬挂于外踝尖穴之上，故名"悬钟"。

操作
施术部位消毒后，涂上润滑剂，用刮痧板角部刮拭穴位，刮板的棱角与皮肤以倾斜45°，力度适中，刮拭3分钟，至稍出痧即可。

功效
可泻胆火、舒筋脉，主治肝腹水早期的症状，包括头痛、腰痛、胸腹胀满、脚气等病症。

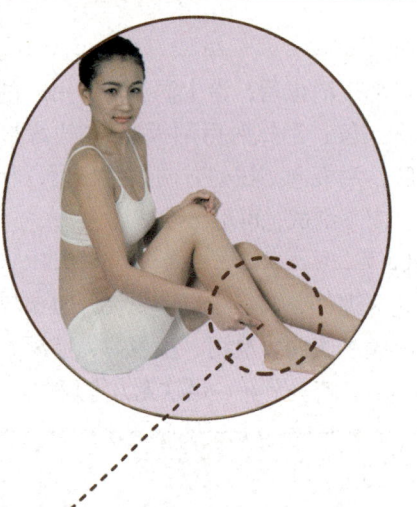

取穴
悬钟穴位于小腿外侧腓骨前缘，外踝尖最高点上3寸处的轻微凹陷处

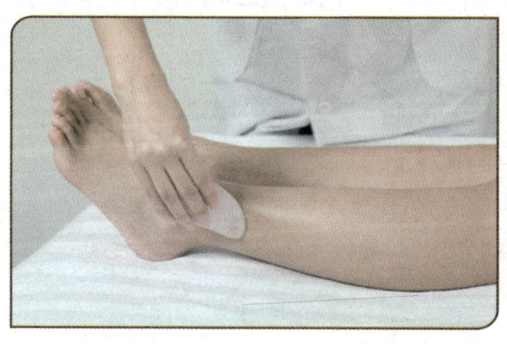